"十四五"职业教育国家规划教材

国家卫生健康委员会"十三五"规划教材

全国高等职业教育教材

供护理、助产专业用

护理学导论

第4版

U0285139

主　编　李晓松　章晓幸

副主编　李丽娟　王慧玲　侯玉华　张琳琳

编　者（以姓氏笔画为序）

　　　　王　钰（丽水学院医学与健康学院）

　　　　王慧玲（沧州医学高等专科学校护理系）

　　　　车晓宁（延安职业技术学院医学护理系）

　　　　全丹花（黑龙江护理高等专科学校护理系）（兼秘书）

　　　　刘雅玲（沈阳医学院护理学院）

　　　　李丽娟（漳州卫生职业学院护理系）

　　　　李晓松（黑龙江护理高等专科学校护理系）

　　　　余晓云（首都医科大学燕京医学院）

　　　　张琳琳（哈尔滨医科大学大庆分校）

　　　　高欢玲（山西医科大学汾阳学院）

　　　　侯玉华（济南护理职业学院护理系）

　　　　黄求进（哈尔滨医科大学附属第一医院）

　　　　章晓幸（金华职业技术学院医学院）

　　　　魏　娜（大庆医学高等专科学校护理系）

人民卫生出版社

图书在版编目（CIP）数据

护理学导论/李晓松，章晓幸主编. —4 版. —北京：人民卫生出版社,2018

ISBN 978-7-117-27217-9

Ⅰ.①护…　Ⅱ.①李…②章…　Ⅲ.①护理学–高等职业教育–教材　Ⅳ.①R47

中国版本图书馆 CIP 数据核字(2018)第 264077 号

人卫智网	www.ipmph.com	医学教育、学术、考试、健康，购书智慧智能综合服务平台
人卫官网	www.pmph.com	人卫官方资讯发布平台

护理学导论

第 4 版

主　　编：李晓松　章晓幸

出版发行：人民卫生出版社（中继线 010-59780011）

地　　址：北京市朝阳区潘家园南里 19 号

邮　　编：100021

E – mail：pmph @ pmph.com

购书热线：010-59787592　010-59787584　010-65264830

印　　刷：人卫印务（北京）有限公司

经　　销：新华书店

开　　本：850×1168　1/16　印张：8　插页：8

字　　数：253 千字

版　　次：2001 年 5 月第 1 版　　2018 年 12 月第 4 版
　　　　　2024 年 12 月第 4 版第 13 次印刷（总第 51 次印刷）

标准书号：ISBN 978-7-117-27217-9

定　　价：32.00 元

修订说明

高等职业教育三年制护理、助产专业全国规划教材源于原国家教育委员会"面向21世纪高等教育教学内容和课程体系改革"项目子课题研究,是由原卫生部教材办公室依据课题研究成果规划并组织全国高等医药院校专家编写的"面向21世纪课程教材"。本套教材是我国高等职业教育护理类专业第一套规划教材,第一轮于1999年出版,2005年和2012年分别启动第二轮和第三轮修订工作。其中《妇产科护理学》等核心课程教材列选"普通高等教育'十五''十一五'国家级规划教材"和"'十二五''十三五''十四五'职业教育国家规划教材",为我国护理、助产专业人才培养做出卓越的贡献!

根据教育部和国家卫生健康委员会关于新时代职业教育和护理服务业人才培养相关文件精神要求,在全国卫生职业教育教学指导委员会指导下,组建了新一届教材建设评审委员会启动第四轮修订工作。新一轮修订以习近平新时代中国特色社会主义思想为指引,全面落实党的二十大精神进教材相关要求,坚持立德树人,对接新时代健康中国建设对护理、助产专业人才培养需求。

本轮修订的重点:

1. **秉承三基五性** 对医学生而言,院校学习阶段的学习是一个打基础的过程。本轮教材修订工作秉承人民卫生出版社国家规划教材建设"三基五性"优良传统,在基本知识、基本理论、基本技能三个方面进一步强化夯实医学生基础。整套教材从顶层设计到选材用材均强调思想性、科学性、先进性、启发性、适用性。在思想性方面尤其突出新时代育人导向,各教材全面融入社会主义核心价值观,体现"敬佑生命、救死扶伤、甘于奉献、大爱无疆"的卫生与健康工作者精神,将政治素养和医德医技培养贯穿修订、编写及教材使用全过程。

2. **强化医教协同** 本套教材评审委员会和编写团队进一步增加了临床一线护理专家,更加注重吸收护理业发展的新知识、新技术、新方法以及产教融合新成果。评委会在全国卫生职业教育教学指导委员会指导下,在加强顶层设计的同时注重指导各修订教材对接最新专业教学标准、职业标准和岗位规范要求,更新包括疾病临床治疗、慢病管理、社区护理、中医护理、母婴护理、老年护理、长期照护、康复促进、安宁疗护以及助产等在内的护士执业资格考试所要求的全部内容,力求使院校教育、毕业后教育和继续教育在内容上相互衔接,凸显本套教材的协同性、权威性和实用性。

3. **注重人文实践** 护理工作的服务对象是人,护理学本质上是一门人学,而且是一门实践性很强的科学。第四轮修订坚持以学生为本,以人的健康为中心,注重人文实践。各教材围绕护理、助产专业人才培养目标,将知识、技能与情感、态度、价值观的培养有机结合,引导学生将教材中学到的理论、方法去观察病情、发现问题、解决问题,在加深学生对理论的认知、理解和增强解决未来临床实际问题的能力的同时,更加注重启发学生从心灵深处自悟、陶冶灵魂,从根本上领悟做人之道。

4. **体现融合创新** 当前以信息技术、人工智能和新材料等为代表的新一轮科技革命迅猛发展,包括护理学在内的多个学科呈深度交叉融合。本套教材的修订与时俱进,主动适应大数据、云计算和移动通讯等新技术新手段新方法在卫生健康和职业教育领域的广泛应用,体现卫生健康及职业教育与新技术的融合成果,创新教材呈献形式。除传统的纸质教材外,本套教材融合了数字资源,所选素材主题鲜明、内容实用、形式活泼,拉近学生与理论课和临床实践的距离。通过扫描教材随文二维码,线上与线下的联动,激发学生学习兴趣和求知欲,增强教材的育人育才效果。

全套教材包括主教材、配套教材及数字融合资源,分职业基础模块、职业技能模块、人文社科模块、能力拓展模块、临床实践模块 5 个模块,共 47 种教材,其中修订 39 种,新编 8 种,供护理、助产 2 个专业选用。

教 材 目 录

序号	教材名称	版次	所供专业	配套教材
1	人体形态与结构	第2版	护理、助产	√
2	生物化学	第2版	护理、助产	√
3	生理学	第2版	护理、助产	√
4	病原生物与免疫学	第4版	护理、助产	√
5	病理学与病理生理学	第4版	护理、助产	√
6	正常人体结构	第4版	护理、助产	√
7	正常人体功能	第4版	护理、助产	
8	疾病学基础	第2版	护理、助产	
9	护用药理学	第4版	护理、助产	√
10	护理学导论	第4版	护理、助产	
11	健康评估	第4版	护理、助产	√
12	基础护理学	第4版	护理、助产	√
13	内科护理学	第4版	护理、助产	√
14	外科护理学	第4版	护理、助产	√
15	儿科护理学	第4版	护理、助产	√
16	妇产科护理学	第4版	护理	
17	眼耳鼻咽喉口腔科护理学	第4版	护理、助产	√
18	母婴护理学	第3版	护理	
19	儿童护理学	第3版	护理	
20	成人护理学(上册)	第3版	护理	
21	成人护理学(下册)	第3版	护理	
22	老年护理学	第4版	护理、助产	
23	中医护理学	第4版	护理、助产	√
24	营养与膳食	第4版	护理、助产	
25	社区护理学	第4版	护理、助产	
26	康复护理学基础	第2版	护理、助产	
27	精神科护理学	第4版	护理、助产	
28	急危重症护理学	第4版	护理、助产	

续表

序号	教材名称	版次	所供专业	配套教材
29	妇科护理学	第 2 版	助产	√
30	助产学	第 2 版	助产	
31	优生优育与母婴保健	第 2 版	助产	
32	护理心理学基础	第 3 版	护理、助产	
33	护理伦理与法律法规	第 2 版	护理、助产	
34	护理礼仪与人际沟通	第 2 版	护理、助产	
35	护理管理学基础	第 2 版	护理、助产	
36	护理研究基础	第 2 版	护理、助产	
37	传染病护理	第 2 版	护理、助产	√
38	护理综合实训	第 2 版	护理、助产	
39	助产综合实训	第 2 版	助产	
40	急救护理学	第 1 版	护理、助产	
41	预防医学概论	第 1 版	护理、助产	
42	护理美学基础	第 1 版	护理	
43	数理基础	第 1 版	助产、护理	
44	化学基础	第 1 版	助产、护理	
45	信息技术与文献检索	第 1 版	助产、护理	
46	职业规划与就业指导	第 1 版	助产、护理	
47	老年健康照护与促进	第 1 版	护理、助产	

数字内容编者名单

主　编　李晓松　章晓幸

副主编　李丽娟　王慧玲　侯玉华　张琳琳

编　者（以姓氏笔画为序）

马冬梅（大庆医学高等专科学校护理系）

王　钰（丽水学院医学与健康学院）

王慧玲（沧州医学高等专科学校护理系）

车晓宁（延安职业技术学院医学护理系）

全丹花（黑龙江护理高等专科学校护理系）（兼秘书）

朱　辉（大庆油田总医院）

刘雅玲（沈阳医学院护理学院）

刘　霞（沧州医学高等专科学校护理系）

李丽娟（漳州卫生职业学院护理系）

李晓松（黑龙江护理高等专科学校护理系）

余晓云（首都医科大学燕京医学院）

张琳琳（哈尔滨医科大学大庆分校）

林海丽（大庆市人民医院）

高欢玲（山西医科大学汾阳学院）

侯玉华（济南护理职业学院护理系）

聂婉翎（哈尔滨医科大学附属第二医院）

黄求进（哈尔滨医科大学附属第一医院）

郭阳阳（大庆医学高等专科学校护理系）

章晓幸（金华职业技术学院医学院）

董　楠（沧州医学高等专科学校护理系）

魏　娜（大庆医学高等专科学校护理系）

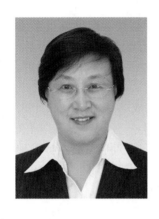

　　李晓松，黑龙江护理高等专科学校护理系教授。主要专业方向是护理学基础、护理教育。在 30 余年的护理教育生涯中，主持国家级和省级"十五""十一五""十二五"多项教育科研规划课题，分别获得一、二、三等奖。主编国家规划教材和辅助教材 20 余部，在国家核心期刊发表多篇论文。曾在多个国家和地区留学或访学。

　　为中国职业院校首届教学名师；黑龙江省护理专业省级学科带头人；黑龙江省"三八"红旗手；黑龙江省教育系统优秀教师；黑龙江省卫生系统有突出贡献中青年专家；享受省政府特殊津贴；2013 年被评为全国"五一巾帼标兵"称号。兼任全国卫生职业教育护理学专业教材评审委员会委员；黑龙江省护理学会常务理事；黑龙江省护理学会教育委员会副主任委员；东北地区护理教育学会常务理事；黑龙江省职业院校学会副秘书长；黑龙江省高职高专医药卫生类专业教学指导委员会护理专业教学指导组主任。

寄语：

追求卓越，拒绝平庸。真诚地希望你做一位受人尊重、有学识、有修养、品行高雅的人。

主编简介与寄语

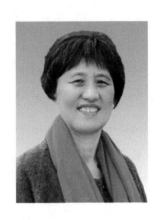

章晓幸，教授，副主任护师。曾任教育部护理学专业教学指导委员会委员，现任浙江省护理学会护理教育分会委员、金华市护理学会常务副理事长。浙江省优秀教育工作者、浙江省学生科技竞赛优秀指导老师，金华市劳动模范、优秀护士、医界新秀，学校"十佳教育工作者"。

承担护理学导论、基础护理等课程的教学。主持完成各级科研项目十余项；获省级教学成果二等奖1项；主编教材15部，其中"十一五""十二五"国家级规划教材3部；发表教学科研论文10余篇；取得实用新型专利1项；主持护理专业国培项目4期；主持省级精品课程1门、省级在线开放课程1门、智慧职教数字课程1门，共同主持护理专业国家教学资源库课程1门。

寄语：

健康所系，性命相托。你们是神圣医学殿堂中的一员，当竭力祛人类之病痛，助健康之完美，保心灵之圣洁。

护理学导论是护理学专业学生迈入专业学习的一门重要基础课程。本课程设置的主要目的在于引导学生了解护理学的发展历史和发展趋势，明确护理学的基础理论及学科框架，熟悉护理学的基本概念和工作模式，掌握科学的临床护理思维方法，建构护理专业的理论基础，为全面提高学生的基本专业素质，提高学生独立思考、分析问题和解决问题的能力、创新思维能力，奠定良好的基础。本教材自2001年5月出版至今，获得全国高职高专院校护理专业广大师生的一致好评，为我国护理专业的发展和高职高专护理人才培养做出了应有的贡献。

为了认真落实党的二十大精神，依据全国卫生职业教育护理类专业教材评审委员会的修订要求，本书在广泛征求师生及读者意见和建议的基础上，充分吸纳了前一版教材的优点，对全书进行了全面系统的修订，增加和更新了护理专业的新理论和新知识。即在第二章中增加了"健康教育"的内容，第四章增加了"沟通理论"的内容，第五章增加了"人文关怀理论"的内容，第六章增加了"临床路径"的内容，第八章增加了"汞及麻醉废气的防护"等内容。目的在于完善护理知识体系，拓展学生的临床思维。

本次教材修订的主要特点：在充分体现教材"三基、五性"的基础上，注重增加和更新护理理论知识，突出教材在新的历史进程中的立体化、多元化，运用数字化媒体和现代化信息手段，通过微视频、微课、动画、语音等多种方式，赋予教材更丰富的内涵、更生动的临床情景、更新颖的学习方式、更富魅力的学习活动，使教材成为师生学习的挚友。

本教材在编写过程中，得到各位编者的鼎力相助和真诚合作，在此表示衷心的感谢！

由于编者水平及能力有限，本书难免会有疏漏之处，敬请广大师生、读者及护理界同仁惠予指正，以使本教材能够日臻完善。

李晓松　章晓幸
2023 年 10 月

教学大纲(参考)

目 录

第一章 绪论 …………………………………………………………………………… 1

第一节 护理学的发展史 ……………………………………………………………… 1

一、西方护理学的发展过程 ……………………………………………………… 2

二、中国护理学的发展过程 ……………………………………………………… 5

第二节 护理学的任务、范畴、工作方式 …………………………………………… 9

一、护理学的任务 ………………………………………………………………… 9

二、护理学的范畴 ………………………………………………………………… 9

三、护理工作方式 ……………………………………………………………… 10

第三节 护理学的概念 ……………………………………………………………… 11

一、护理学概念演变过程 ……………………………………………………… 11

二、护理学的基本概念 ………………………………………………………… 12

第二章 健康与疾病 ………………………………………………………………… 15

第一节 健康 ………………………………………………………………………… 15

一、健康的概述 ………………………………………………………………… 16

二、影响健康的因素 …………………………………………………………… 17

三、提高生存质量的护理策略 ………………………………………………… 20

第二节 疾病 ………………………………………………………………………… 21

一、疾病的概述 ………………………………………………………………… 22

二、疾病的影响 ………………………………………………………………… 22

三、疾病的预防 ………………………………………………………………… 24

四、健康与疾病的关系 ………………………………………………………… 25

第三节 健康促进 …………………………………………………………………… 25

一、健康促进的概述 …………………………………………………………… 25

二、健康促进的策略 …………………………………………………………… 26

三、促进健康的相关护理活动 ………………………………………………… 27

第四节 健康教育 …………………………………………………………………… 28

一、健康教育的概述 …………………………………………………………… 29

二、知-信-行模式 ……………………………………………………………… 30

三、健康教育的原则和方法 …………………………………………………… 31

第三章 护士与病人 ………………………………………………………………… 35

第一节 角色理论 …………………………………………………………………… 36

一、角色概念 ……………………………………………………………………… 36
二、角色特征 ……………………………………………………………………… 36
三、角色转换 ……………………………………………………………………… 36
　第二节　病人角色 ……………………………………………………………… 37
一、病人角色特征 ………………………………………………………………… 37
二、病人角色适应 ………………………………………………………………… 37
三、影响病人角色适应的因素 …………………………………………………… 38
四、促进病人角色适应的措施 …………………………………………………… 39
　第三节　护士角色 ……………………………………………………………… 40
一、护士角色的概念 ……………………………………………………………… 40
二、护士角色的特征 ……………………………………………………………… 40
三、护士的基本素质 ……………………………………………………………… 41
　第四节　护患关系 ……………………………………………………………… 43
一、护患关系的概述 ……………………………………………………………… 43
二、护患关系的基本模式 ………………………………………………………… 44
三、护患关系的基本过程 ………………………………………………………… 45
四、护患关系的影响因素 ………………………………………………………… 45
五、促进护患关系的方法 ………………………………………………………… 46

第四章　护理支持性理论 …………………………………………………………… 48
　第一节　一般系统理论 ………………………………………………………… 48
一、概述 …………………………………………………………………………… 49
二、一般系统理论的内容 ………………………………………………………… 49
三、一般系统理论与护理 ………………………………………………………… 50
　第二节　需要层次理论 ………………………………………………………… 51
一、概述 …………………………………………………………………………… 51
二、需要层次理论的内容 ………………………………………………………… 51
三、需要层次理论与护理 ………………………………………………………… 53
　第三节　压力与适应理论 ……………………………………………………… 54
一、概述 …………………………………………………………………………… 54
二、压力与适应理论的内容 ……………………………………………………… 55
三、压力与适应理论在护理中的应用 …………………………………………… 57
　第四节　成长与发展理论 ……………………………………………………… 58
一、概述 …………………………………………………………………………… 58
二、成长与发展理论的内容 ……………………………………………………… 59
三、成长与发展理论在护理中的应用 …………………………………………… 61
　第五节　沟通理论 ……………………………………………………………… 62
一、概述 …………………………………………………………………………… 62
二、沟通理论的内容 ……………………………………………………………… 63
三、沟通理论在护理中的应用 …………………………………………………… 65

第五章　护理理论与模式 …………………………………………………………… 68
　第一节　奥瑞姆的自理理论 …………………………………………………… 68
一、自理理论的主要内容 ………………………………………………………… 69
二、自理理论与护理实践 ………………………………………………………… 70

第二节　罗伊的适应模式 ………………………………………………………………… 71
　一、适应模式的主要内容 ………………………………………………………………… 71
　二、适应模式与护理实践 ………………………………………………………………… 72
第三节　纽曼的健康系统模式 …………………………………………………………… 73
　一、健康系统模式的主要内容 …………………………………………………………… 73
　二、健康系统模式与护理实践 …………………………………………………………… 75
第四节　莱宁格的跨文化护理理论 ……………………………………………………… 76
　一、跨文化护理理论的主要内容 ………………………………………………………… 76
　二、跨文化护理理论与护理实践 ………………………………………………………… 77
第五节　人文关怀理论 …………………………………………………………………… 79
　一、人文关怀理论的主要内容 …………………………………………………………… 79
　二、人文关怀理论与护理实践 …………………………………………………………… 80

第六章　评判性思维与临床护理决策 …………………………………………………… 82
第一节　评判性思维 ……………………………………………………………………… 82
　一、评判性思维的概述 …………………………………………………………………… 83
　二、评判性思维的构成 …………………………………………………………………… 83
　三、评判性思维的特点 …………………………………………………………………… 84
　四、评判性思维在护理中的应用 ………………………………………………………… 84
第二节　临床护理决策 …………………………………………………………………… 85
　一、临床护理决策的概述 ………………………………………………………………… 85
　二、临床护理决策步骤 …………………………………………………………………… 86
　三、临床护理决策的影响因素 …………………………………………………………… 86
　四、发展临床护理决策能力的策略 ……………………………………………………… 87
第三节　循证护理 ………………………………………………………………………… 88
　一、循证护理的概述 ……………………………………………………………………… 88
　二、循证护理的实施程序 ………………………………………………………………… 88
　三、循证护理证据来源与分级 …………………………………………………………… 90
第四节　临床路径 ………………………………………………………………………… 91
　一、临床路径的概述 ……………………………………………………………………… 91
　二、临床路径的组成要素 ………………………………………………………………… 91
　三、临床路径的实施程序 ………………………………………………………………… 92
　四、临床路径的变异管理 ………………………………………………………………… 92

第七章　护理程序 ………………………………………………………………………… 94
第一节　概述 ……………………………………………………………………………… 94
　一、护理程序的概念及发展历史 ………………………………………………………… 95
　二、护理程序的步骤 ……………………………………………………………………… 95
第二节　护理评估 ………………………………………………………………………… 95
　一、收集资料的目的 ……………………………………………………………………… 96
　二、资料的类型 …………………………………………………………………………… 96
　三、资料的来源 …………………………………………………………………………… 96
　四、资料的内容 …………………………………………………………………………… 96
　五、收集资料的方法 ……………………………………………………………………… 97
　六、资料的整理与记录 …………………………………………………………………… 98

第三节　护理诊断 ………………………………………………………………………… 99
　一、护理诊断的概念 ………………………………………………………………… 100
　二、护理诊断的组成 ………………………………………………………………… 100
　三、护理诊断的陈述 ………………………………………………………………… 101
　四、书写护理诊断的注意事项 ……………………………………………………… 101
　五、合作性问题 ……………………………………………………………………… 101
　六、护理诊断与医疗诊断的区别 …………………………………………………… 101
第四节　护理计划 ………………………………………………………………………… 102
　一、护理诊断的排序 ………………………………………………………………… 102
　二、设定预期目标 …………………………………………………………………… 103
　三、制订护理措施 …………………………………………………………………… 103
　四、书写护理计划 …………………………………………………………………… 104
第五节　护理实施 ………………………………………………………………………… 105
　一、实施步骤 ………………………………………………………………………… 105
　二、实施方法 ………………………………………………………………………… 107
第六节　护理评价 ………………………………………………………………………… 107
　一、评价方式 ………………………………………………………………………… 107
　二、评价步骤 ………………………………………………………………………… 108

第八章　护理安全与职业防护 …………………………………………………………… 110
第一节　护理安全防范 …………………………………………………………………… 110
　一、概述 ……………………………………………………………………………… 111
　二、护理安全的影响因素 …………………………………………………………… 111
　三、护理安全的防范原则 …………………………………………………………… 112
第二节　护理职业防护 …………………………………………………………………… 113
　一、概述 ……………………………………………………………………………… 113
　二、职业损伤危险因素 ……………………………………………………………… 114
　三、常见护理职业损伤的防护 ……………………………………………………… 115

中英文名词对照索引 ……………………………………………………………………… 121

参考文献 …………………………………………………………………………………… 124

学习目标

1. 掌握南丁格尔对护理学的伟大贡献,现代护理学三个发展阶段的主要特点。
2. 掌握护理的工作方式及其特点。
3. 掌握护理学四个基本概念的内涵。
4. 熟悉护理学的主要任务及目标。
5. 了解西方护理学与我国护理学发展的过程。

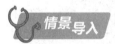

情景导入

情景描述

　　王伯伯,66 岁,因"反复心前区闷痛 3 年余,加重并伴气促、冷汗 2 小时"于某日上午 10:30 抬送入院,门诊以"急性心肌梗死"收入院。入院后立即安置于 CCU 病房进行心电监护并抢救,护士小周 24 小时为其进行护理,对病人的病情密切观察并进行记录。遵医嘱为其进行吸氧、止痛、溶栓、抗凝、扩冠、补充血容量等治疗。一周后病人病情明显好转,情绪稳定,能下床轻微活动,无气急胸闷,胸痛缓解。护士小周嘱其一定要戒烟限酒,保持乐观、平和稳定的心情。并为其进行有关饮食、用药、运动以及自救等方面的指导,病人自我感觉症状逐渐减轻,与医护人员交流后做好了出院的准备。

　　请思考:

1. 上述情景中体现了何种护理工作方式?

2. 护士小周在为王伯伯护理时体现了哪些护理工作的内容?

3. 上述情景体现出护理学的主要任务是什么?

　　护理学(nursing)是一门以自然科学与社会科学为理论基础,研究有关预防保健、治疗疾病、恢复健康过程中的护理理论、知识、技术及其发展规律的综合性应用学科。其研究内容及范畴涉及影响人类健康的生物、心理、社会等各个方面的因素,通过应用学科的思维方法对护理学现象进行整体的研究,从而揭示护理的本质及其发展规律。

第一节　护理学的发展史

护理学的形成及发展与人类文明、科学的进步息息相关,人类健康水平的提高和社会需求的不断变化深刻影响着护理实践,并推动着护理学的发展。了解护理学的发展历史,有助于提高对护理学本质的认识和理解,明确护理工作的目标和时代所赋予护士的历史责任。

一、西方护理学的发展过程

(一)人类早期的护理

1. 自我护理 人类为了生存,在同自然界斗争中,积累了许多生活和生产经验,逐渐形成"自我保护"式的医疗照顾。如用溪水清洗伤口,防止伤口恶化;火的发明促使人类认识到熟食可减少胃肠道疾病;腹部不适时,则用手抚摸可减轻疼痛等。

2. 家庭护理 早期人类为抵御恶劣的生活环境,人们逐渐按血缘关系聚居,形成了以家族为中心的母系氏族社会,妇女在其中担负起照顾家中伤病者的责任,形成了原始社会"家庭式"医护合一的照顾方式。

(二)中世纪的护理

中世纪护理的发展受到宗教和战争两个方面的影响。

宗教:中世纪的欧洲,由于政治、经济、宗教的发展,各国先后建立了数以百计的大小医院,作为特定的慈善机构为孤儿、寡妇、老人、病者和穷人提供照护。其中护理工作主要由宗教人员承担,他们以丰富的经验和良好的道德品质提高了护理工作的社会地位,推动了护理事业的发展。使护理服务逐渐由"家庭式"转向了"社会化和组织化的服务"。

战争:由于连年战乱,伤病者增多,传染病大肆流行。加之当时的医院设备简陋,床位不足,管理混乱,护理人员不足且缺乏护理知识,病人死亡率很高。因此,当时的护理工作多限于简单的生活照料。

(三)文艺复兴时期的护理

文艺复兴时期,西方国家又称之为科学新发现时代,期间建立了许多图书馆、大学、医学院校。医学科学的迅猛发展,涌现出许多著名的先驱者。1543 年比利时医生安德烈·维萨里出版了第一部《人体的构造》,被认为是解剖学的初创。1628 年英国医生哈维发表了著名的《心血运动论》,对血液循环中心脏与血管的关系进行了科学的描述。但此时护理的发展却与医学的进步极不相称,护理工作停滞不前长达 200 年之久,被称为护理史上的黑暗时代。

(四)近代护理学的诞生

19 世纪期间,随着科学的发展、医学的进步,社会对护士的需求增加,护理工作地位有所提高,护士职责被社会认同,欧洲相继开设了许多护士训练班。弗罗伦斯·南丁格尔(Florence Nightingale)(图1-1)曾接受过短期的护士训练。

19 世纪中叶,南丁格尔首创了科学的护理专业,使护理学逐步走上了科学的发展轨道,这是护理学发展的一个重要转折点,也是护理专业化的开始。南丁格尔一生致力于开创护理事业,功绩卓著,被誉为近代护理学的创始人。她毕生奉献于护理事业,对护理事业的献身精神已成为世界各国护士的楷模。她对护理学的主要贡献可概括如下:

1. 创建世界上第一所护士学校 克里米亚战争的护理实践使南丁格尔越发深信护理是科学事业,再度确认了护士必须接受严格的科学训练,具有专门的知识和良好的品行。1860 年,南丁格尔在英国的圣托马斯医院创办了世界上第一所正规的护士学校,为现代护理教育奠定了基础。从 1860 年至 1890 年共培养了1005 名学生,她们活跃在欧美各国,弘扬着南丁格尔

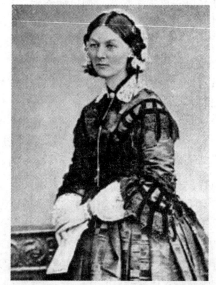

图 1-1 南丁格尔

精神,使南丁格尔式的护士学校如雨后春笋般纷纷成立,形成具有专门知识、受过专门训练的护士队伍,推动了护理事业出现崭新的局面,国际上称这个时期为"南丁格尔时代"(period of Nightingale)。

2. 著书立说指导护理工作　南丁格尔一生撰写了大量的笔记、报告和论著,其中《影响英军健康、效率与医院管理问题摘要》的报告被认为是当时医院管理最有价值的文献。1858 年至 1859 年分别撰写了《医院札记》及《护理札记》。在《医院札记》中她阐述了自己对改革医院管理及建筑方面的构思、意见及建议。而《护理札记》被认为是护士必读的经典著作,曾被译成多种文字。她在书中精辟地指出了环境、个人卫生、饮食对服务对象的影响;直至今日她的理念和思想对护理实践仍有其指导意义,南丁格尔的论著奠定了近代护理专业的理论基础。

3. 首创了科学的护理专业　南丁格尔对护理事业的杰出贡献,还在于她使护理走向科学的专业化轨道,使护理从医护合一的状态中成功地分离出来。她认为"护理是一门艺术,需要有组织性、实务性及科学性为基础",同时主张"护理人员应由护理人员来管理"。她确定了护理学的概念和护士的任务,提出了公共卫生的护理思想,重视服务对象的生理及心理护理,并发展了自己独特的护理环境学说。她对护理专业及其理论的概括和精辟论述,形成了护理学知识体系的雏形,奠定了近代护理理论基础,确立了护理专业的社会地位和科学地位,推动护理学成为一门独立的科学。

4. 创立了护理管理制度　南丁格尔首先提出了护理要采用系统化的管理方式,使护士担负起护理病人的责任;并授予护士适当的权利,以充分发挥护士的潜能;同时要求每个医院必须设立护理部,由护理部主任负责全院的护理管理工作;此外她还制订了关于医院设备及环境方面的管理要求,促进了护理工作质量和效率的提高。

走进历史

南丁格尔生平

弗罗伦斯·南丁格尔(1820—1910 年)英国人,1820 年 5 月 12 日诞生于父母旅行之地——意大利佛罗伦萨。她的家庭极其富有,父母博学多才,因此从小受到良好的教育,具有较高的文化修养。她从小乐于关心和照顾伤病者,接济贫困人家,长大后立志要成为一位为病人带来幸福的人。

1854—1856 年,英、法等国与俄国爆发了克里米亚战争。当时英国的战地医院管理不善,战地救护条件十分恶劣,加之没有护士护理伤病员,负伤英军的死亡率竟高达 42%,这个消息引起了英国朝野的极大震惊和英国民众的强烈不满。南丁格尔获悉后立即申请参加战地救护工作。1854 年 10 月她被任命为"驻土耳其英国总医院妇女护士团团长",率 38 名优秀护士抵达战地医院,救护伤病员。她以顽强的毅力,克服重重困难,带领护士们改善医院病房环境,改善伤病员膳食,消毒物品;还设法建立了阅览室和娱乐室,并抽空替伤病员书写家信,使全体伤病员获得精神慰藉。每夜她独自提灯巡视病房,亲自安慰那些重伤员和垂危士兵,得到士兵们的爱戴和尊敬。由于南丁格尔和护士们艰苦卓绝的工作,在短短的半年时间内使伤病员的死亡率由 42% 降至 2.2%。她们的成效和功绩,不仅震惊了全英国,也改变了人们对护理的看法,受到人们普遍的赞扬,护理工作从此受到社会的重视。

南丁格尔把毕生的精力都奉献给了护理事业,终生未婚,1910 年 8 月 13 日逝世,享年90 岁。

南丁格尔以她渊博的知识、卓越的远见和高尚的品德,投身护理工作,对护理事业作出了巨大的贡献。为了纪念她,在英国伦敦和意大利佛罗伦萨城都铸有她的铜像;1907 年英国国王授予她最高国民荣誉勋章,这是英国妇女中第一位受此殊荣者;1912 年国际护士会建立了南丁格尔国际护士基金会,设立奖学金奖励各国优秀护士进修学习之用,并将她的生日 5 月 12 日定为国际护士节;同年国际红十字会在华盛顿召开的第九届大会上正式确定设立南丁格尔奖章（Nightingale Medal），作为各国优秀护士的最高荣誉奖，每两年颁发一次。

走进历史

南丁格尔奖章简介

南丁格尔奖章是国际护理学界的最高荣誉奖。1912年，即南丁格尔逝世后第二年，在华盛顿举行的第九届红十字国际大会上，正式确定颁发南丁格尔奖章。这项以护理界楷模弗罗伦斯·南丁格尔命名的国际红十字优秀护士奖章每两年颁发一次，每次最多颁发50枚奖章，奖给在护理学和护理工作中作出杰出贡献的人士，包括以身殉职的护士，表彰他们在战时或和平时为伤、病、残疾人员忘我服务的献身精神。

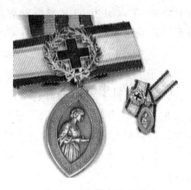

南丁格尔奖章表面镀银。正面有弗罗伦斯·南丁格尔肖像及"纪念弗罗伦斯·南丁格尔，1820至1910年"的字样。背面周圈刻有"永志人道慈悲之真谛"，中间刻有奖章持有者的姓名和颁奖日期，由红白相间的绶带将奖章与中央饰有红十字的荣誉牌连接在一起。同奖章一道颁发的还有一张羊皮纸印制的证书。

图1-2 南丁格尔奖章

至2017年，已颁发了46次奖章，全世界共有千余名优秀护士获此殊荣。我国从1983年开始首次参加第29届南丁格尔奖的评选活动，我国护理专家和学者王琇瑛女士，于1983年荣获国际红十字委员会颁发的第29届南丁格尔奖，成为中国首位获得此项荣誉的护士。截至2017年我国已有79位优秀护士获此殊荣。

（五）现代护理的发展历程

从19世纪以后，现代护理学的发展历程，与世界各国的经济、文化、教育的发展密切相关。现代护理学从职业向专业方向发展的历程，主要表现为以下几个方面：

1. **建立完善的护理教育体制** 自1860年后，欧美许多国家建立了南丁格尔式的护士学校，并逐渐完善了护理高等教育体系。以美国为例，1901年约翰霍普金斯大学开设了专门的护理课程。1924年耶鲁大学首先成立护理学院。学生毕业后取得护理学士学位，并于1929年开设硕士学位。1964年加州大学旧金山分校开设了第一个护理博士学位课程。1965年美国护士协会提出，凡是专业护士，都应该有学士学位。期间，世界其他国家及地区也创建了许多护士学校及护理学院，使护理教育形成了多层次、体制完善的教育体制。

2. **护理向专业化方向发展** 主要表现在对护理理论的深入研究及探讨，对护理科研的重视以及各种护理专业团体的形成。护理作为一门为大众健康事业服务的专业，得到了进一步的发展及提高。

3. **护理管理体制的建立** 从南丁格尔以后，世界各国都相继应用南丁格尔的护理管理模式，并将管理学的原理及技巧应用到护理管理中，强调了护理管理中的人性管理，并指出护理管理的核心是质量管理。同时护理管理的要求更加具体及严格，如美国护理协会对护理管理者有具体的资格及角色要求。

4. **临床护理分科的形成** 从1841年开始，特别是第二次世界大战结束以后，随着科技的发展及现代治疗手段的进一步提高，护理专科化的趋势越来越明显，其要求也越来越高，如在美国，除了传统的内、外、妇、儿、急症等分科外，还有重症监护、职业病、社区及家庭等不同专业方向的护理知识。

笔记

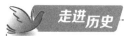

世界卫生组织

　　世界卫生组织(World Health Organization,WHO)是联合国专门机构之一,是国际上最大的政府间卫生组织,截至2015年共有194个成员国。1946年国际卫生大会通过了《世界卫生组织宪章》,1948年4月7日世界卫生组织宣布成立,总部设在瑞士日内瓦。

　　世界卫生组织的宗旨是使全世界人民尽可能获得最高水平的健康。其主要职能包括促进流行病和地方病的防治;提供和改进公共卫生、疾病医疗和有关事项的教学与训练;推动确定生物制品的国际标准。

　　中国是该组织的创始国之一。1972年第25届世界卫生大会恢复了中国的合法席位后,中国出席了该组织历届大会和地区委员会会议。

　　2006年,中国香港陈冯富珍成功当选为世界卫生组织总干事。

视频:世界卫生组织介绍

二、中国护理学的发展过程

(一)古代护理

　　我国古代护理是伴随着传统医学的发展而产生的。当时医学的特点是医、药、护不分;护理寓于医药之中,强调"三分治,七分养",其中的"养"即为护理。在传统医学悠久的发展历史中,有许多经典的医学巨著都记载着丰富的护理技术和理论内容,展现出鲜明的护理思想和内涵。如《黄帝内经》中记载的"肾病勿食盐""怒伤肝、喜伤心……"等,阐明了疾病与饮食调节、精神因素的关系;东汉末年名医张仲景发明了灌肠术、人工呼吸和舌下给药法;三国时期一代名医华佗编创"五禽戏",提倡强身健体;唐代杰出医药学家孙思邈所著的《备急千金要方》中提出"凡衣服、巾、栉、枕、镜不宜与人同之",强调了隔离预防的知识;宋代名医陈自明的《妇人十全良方》中,对孕妇产前、产后护理提供了许多宝贵资料。此外,有关口腔护理的重要性和方法也有记载,如"早漱口,不若将卧而漱,去齿间所积,牙亦坚固"等;明、清时期的胡正心提出用蒸汽消毒法处理传染病病人的衣物。当时还流行用燃烧艾叶、喷洒雄黄酒消毒空气和环境;明代巨著《本草纲目》作者李时珍是我国著名医药学家,他在看病的同时,兼给病人煎药、送药、喂药等。

　　传统医学是中国几千年历史文化的灿烂瑰宝,孕育其中的中医护理虽然没有形成独立的学科,但却为我国护理学的产生与发展奠定了丰富的理论与技术基础。

(二)近代护理

　　中国近代护理学的形成和发展,在很大程度上受西方护理的影响。

　　1835年英国传教士巴克尔在广州开设了第一所西医院,两年后,医院即以短训班的方式培训护士。

　　1884年美国妇女联合会派到中国的第一位护士麦克奇尼在上海妇孺医院推行"南丁格尔护理制度"。

　　1888年,美籍约翰逊女士在福建省福州开办了我国第一所护士学校。

　　1909年"中华护士会"在江西牯岭正式成立(1937年改为中华护士学会,1964年改为中华护理学会)。学会的主要任务是制订和统一护士学校的课程,编译教材,办理学校注册,组织毕业生会考和颁发护士执照。

　　1914年担任"中华护士会"副理事长的钟茂芳认为从事护理工作的人员应具有必要的科学知识,故将"nurse"一词译为"护士",一直沿用至今。

　　1920年《护士季报》创刊,这是我国第一份护理专业报刊。

　　1920年北京协和医学院开办高等护理教育,招收高中毕业生,学制4~5年,培养了一批水平较高的护理师资和护理管理人员。

　　1922年国际护士会(International Council of Nurses,ICN)正式接纳中国护士会为第11个会员国。

笔记

1931 年在江西汀州开办了"中央红色护士学校"。

1934 年成立中央护士教育委员会,成为中国护士教育的最高行政领导机构。

1941 年,延安成立了"中华护士学会延安分会"。1941 年和 1942 年毛泽东同志先后为护士题词:"护理工作有很大的政治重要性""尊重护士,爱护护士"。

1949 年统计,全国共建立护士学校 183 所,有护士 32 800 人。

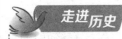 走进历史

国际护士会简介

国际护士会是各国护士学会的联盟,是独立的非政府性的组织。1899 年建立,总部设在瑞士日内瓦,有团体会员 101 个,会员 100 多万,是世界上历史悠久的医药卫生界的专业性国际组织。其宗旨是促进各国护士学会的发展和壮大,提高护士地位及护理水平,并为各会员团体提供一个媒介以表达其利益、需要及关心的问题。每 4 年举行一次国际大会。出版双月刊《国际护理综述》和专业性书籍。颁布并定期修订《护士准则》。1922 年中华护士会加入了国际护士会。

(三)现代护理

1. 护理教育

(1)中等护理教育:1950 年在北京召开了第一届全国卫生工作会议,此次会议对护理专业教育进行统一规划,将中等专业教育确定为培养护士的唯一途径。制订了全国统一的护理专业教学计划,编写出版了 21 本有关护理的专业教材,使护理教育步入国家正规教育体系,为国家培养了大批合格的护理人才。

(2)高等护理教育:1983 年天津医学院率先在国内开设了 5 年制本科护理专业,学生毕业后获得学士学位。中断了 30 年的中国高等护理教育从此恢复,极大地促进了我国护理学科的发展。此后其他院校也纷纷开设了四年制或五年制的本科护理专业,截至 2003 年年底,我国护理本科教育院校 133 所,护理专科教育院校 255 所。护士队伍的学历结构不断改善,截至 2015 年,大专及以上护士占比从 51.3%(2011 年)提高到 62.5%,其中本科及以上护士占比为 14.6%。

(3)硕士、博士教育:1992 年经国务院学位委员会审定,批准北京医科大学(现北京大学医学部)护理学院开始招收护理硕士生。1994 年在美国中华医学基金会的资助下,国内多所大学与泰国清迈大学联合举办了护理研究生班,至今已为中国各院校培养硕士毕业的护理人才 123 名。据不完全统计,全国目前已有 20 多个护理学硕士学位授予点。2004 年协和医科大学及第二军医大学分别被批准为护理学博士学位授予点。北京大学护理学一级学科于 2014 年获批博士后流动站,现有博士后导师 5 人。目前,我国已形成了多层次,多渠道的护理学历教育体系。

2017 年 9 月 2 日,北京大学护理学院在全国范围内首次招收了 2 名慢性病管理高级执业护士(nurse practitioner,NP)方向护理硕士专业学位研究生(NP 也被称为开业护士)。未来他们将有可能成为我国护理领域最早一批具有有限处方权、参与慢性病管理和基层医疗服务、研究生层次的专业护士。这是我国护理教育向更高端实用型人才培养迈出具有历史意义的一步。

(4)继续护理教育:1987 年国家发布了《关于开展大学后继续教育的暂行规定》。之后国家人事部又颁发了相应的文件,规定了继续教育的要求。1996 年卫生部继续医学教育委员会正式成立。1997 年,卫生部继续教育委员会护理学组成立,标志着我国的护理学继续教育正式纳入国家规范化的管理。1997 年中华护理学会制订了护理继续教育的规章制度及学分授予办法。使护理继续教育更加制度化、规范化及标准化。

2. 护理实践 自 1950 年以来,我国临床护理工作一直以疾病为中心,护理技术操作常规多围绕完成医疗任务而制订,医护分工明确,护士作为医生的助手,护理工作处于被动状态。1980 年以后,随着改革开放政策的实施,国内外频繁的护理学术交流,逐渐引入国外新的护理理念和护理理论,生物、

视频:开业护士(NP)

心理、社会医学模式的转变,使临床护理开始探讨以病人为中心的整体护理模式并付诸实践,为病人提供积极、主动的护理服务。同时,护理工作的内容和范围不断扩大,新的护理技术的发明和应用得到普及,器官移植、显微外科、重症监护、介入治疗、基因治疗等专科护理正在迅速发展。健康观念的更新,使护理工作的范围延伸到社区和家庭,健康教育的普及、家庭护理、社区护理广泛开展,推动了护理实践的创新发展。

3. 护理管理

(1)建立健全护理管理系统:为加强对护理工作的领导,完善护理管理体制,1982年国家卫生部医政司设立了护理处,负责全国的护理管理,制定了有关政策、法规。各省、市、自治区、直辖市卫生厅(局)在医政处下设专职护理干部,负责管辖范围的护理管理。300张以上床位的医院均设立护理部,实行护理三级管理制,300张床位以下的医院由总护士长负责,实行护理二级管理制。护理部负责护士的培训、调动、任免、考核、晋升及奖励等,充分发挥护理部在医院管理中的作用,保障了医院的护理质量。

(2)建立晋升考核制度:1979年国务院批准卫生部颁发了《卫生技术人员职称及晋升条例(试行)》,该条例明确规定了护理专业人员的技术职称:高级技术职称为主任护师、副主任护师,中级技术职称为主管护师,初级技术职称为护师、护士。各省、市、自治区制订了护士晋升考核的具体内容和方法,使护士具有了完善的护理晋升考试制度。

(3)建立护士执业考试与注册制度:1993年卫生部颁发了中华人民共和国成立后第一个关于护士的执业和注册的部长令和《中华人民共和国护士管理办法》。1995年6月全国举行了首次护士执业考试,凡以我国从事护士工作的人员,都必须通过国家护士执业考试,合格者方可取得护士执业证书,申请注册。

截至2015年底,我国注册护士总数达到324.1万,与2010年相比,每千人口注册护士数从1.52人提高到2.36人。全国医护比从1∶0.85提高到1∶1.07。医院医护比从1∶1.16提高到1∶1.42。

(4)建立"以病人为中心"的优质护理服务模式:通过实施护理专业的国家临床重点专科建设项目,加强护理学科建设,护理专业水平不断提高。通过实施"以病人为中心"的优质护理服务,改革护理服务模式,护理服务面貌持续改善。截至2015年底,全国所有三级医院均开展了优质护理服务,有1022所三级甲等医院实现全院覆盖,占全国三级甲等医院总数的87.0%;有4858所二级医院开展了优质护理服务,占全国二级医院总数的82.6%。病人对护理的满意度不断提高。护理科学管理水平提升,护士积极性得到有效调动。并以实施护理岗位管理为切入点,不断改革创新护理管理体制机制,在护士人力资源科学管理、护理质量持续改进、科学绩效考核和薪酬分配等方面,积极探索实践,取得积极效果,有效调动了护士队伍的积极性。

4. 护理科研　随着护理教育的发展,越来越多接受了高等护理教育的护士进入临床、教育和管理岗位,推动了护理科学研究的发展。护理科学研究在选题的先进性、方法的科学性、结果的准确性、讨论的逻辑性等方面均有较大发展。护理科学研究水平的提高,使护士撰写论文的数量和质量也显著提升,推动了护理期刊杂志工作快速发展。期刊种类增加、栏目多样、内容丰富、质量提高。1993年中华护理学会第21届理事会设立了护理科技进步奖,每两年评选一次。2009年该奖项被科技部批准的"中华护理学会科技奖"所代替,成为中国护理学科最高奖项,标志着我国护理科研正迈向快速发展的科学轨道。

5. 学术交流　1980年以后,随着我国改革开放政策的实施,中华护理学会逐步开展了与国际护理学术之间交流,并与许多国家建立了良好护理学术联系,采取互访交流、互派讲学、培训师资、联合培训等方式与国际护理界进行频繁的沟通。我国著名护理学家,第32届南丁格尔奖章获得者林菊英女士,在改革开放以来,多次出访美国、加拿大、英国等,并取得了人才培训方面的合作。1990年,林菊英女士荣获美国密苏里州堪萨斯大学人文学科荣誉博士学位;2000年12月,荣获美国密西根州立大学荣誉博士。她在开展国际学术交往方面,做出了巨大贡献。

1985年全国护理中心在北京成立,进一步取得了WHO对我国护理学科发展的支持,架起中国护理与国际先进护理沟通交流的桥梁。2011年中华护理学会李秀华理事长率代表团前往韩国首尔参加第3届中日韩护理学术交流会。2014年在北京率先举办了第一届两岸四地护理高峰论坛暨学术研讨会。通过国际学术交流,开阔了视野,活跃了学术氛围,带给中国护理事业以新的发展契机。

视频:林菊英人物简介

视频:李秀华人物简介

笔记

（四）中国护理的发展趋势

1. 护理教育高层次化 随着人们的健康需求日益增加,护理服务需求越加迫切的激烈市场竞争,使得社会对护理人力资源的水平和教育层次也提出更高的标准。护士必须不断学习新的知识和技能来提高自己的能力和水平,护理教育也需依据市场对人才规格的需求,逐步调整护理教育的层次结构。未来护士的基本学历将从中专为主逐步转向以大专和本科为主的教育层次,护理学学士、硕士、博士人数将逐步增多。同时在培养目标上,将以提高护士素质作为主导目标,在培养护士良好护理理论知识和技能的基础上,注重心理素质和人文素质的培养,使其在变化和竞争中具有较强的社会适应能力。

2. 护理实践专业化

（1）社区护理:随着我国经济社会发展进入新常态,人口老龄化加剧,同时占人口 2/3 左右的妇女儿童的特殊健康需求持续不断增加,新型城镇化加速推进,供给侧结构性改革进一步释放了群众多层次、多样化的健康需求,加快了社区护理的发展,社区护理也将成为解决人民对健康需求矛盾的重要途径。护理作为服务于人的生老病死全过程,满足群众身体、心理、社会的整体需求方面,社区护理必将发挥着重要作用。社区卫生保健网络的建立和加强,分级诊疗制度和推进家庭医生签约服务制度的建立,大型医院通过建立护理联合团队,发挥优质护理资源的辐射效应等,将会有越来越多护士逐步迈出医院和门诊部,深入到社区、家庭对人们进行预防保健工作,充分发挥护士在预防疾病、促进和恢复健康中的作用,提高全社会人口的健康水平。

（2）老年护理:伴随我国老龄化社会步伐的加快,老龄人口增多,疾病谱的改变,大大增加了老年护理和慢性病护理的需求,如何将护理服务内涵与群众日益增长的健康需求密切对接起来,推进健康中国建设和持续深化医药卫生体制改革,将是护士面对的主要课题,同时,为老年护理发展带来难得的发展机遇。随着老年护理服务体系逐步健全,老年护理服务队伍和机构建设得到大力加强,老年护理服务行为更加规范。逐步建立以机构为支撑、社区为依托、居家为基础的老年护理服务体系。鼓励社会力量举办老年护理服务机构,为老年病人等人群提供健康管理、康复促进、长期照护等服务。健全完善老年护理相关服务指南和规范。加强老年护理服务队伍建设,开展老年护理从业人员培训,不断提高服务能力。推动发展医养结合,为老年人提供治疗期住院、康复期护理、稳定期生活照料、安宁疗护一体化的健康养老服务。

（3）专科护理:我国社区卫生保健网络的逐步健全,越来越多的住院病人在疾病康复期选择离开医院,在社区完成康复治疗。同时,部分病情较轻的病人或常见病的病人也会选择在社区内完成治疗。"小病在社区,疑难病进专科医院"将成为未来发展趋势。医院主要接收危险程度大和复杂程度高的病人,医院更多的将设立 ICU、CCU、NICU、MICU 等重症护理病房,同时要求护士对不同专科进行深入学习与研究,从而在某一专科领域具备较高水平与专长;掌握先进仪器设备的使用;掌握护理急、危、重症病人的知识和能力,能独立解决该专科护理工作中的疑难问题,并可指导其他护士工作,成为专科护士。

3. 护理工作法制化 随着我国法制化建设的快速推进,国务院和卫健委相继颁布了《护士条例》和《医疗事故处理条例》等一系列相关的法律法规,这些法律的颁布,保护了病人和医疗机构的合法权益,维护了医疗秩序,保障了医疗安全。同时,以立法的形式,明确各级卫生行政部门、医疗机构在护理工作管理方面的责任,保障了护士的合法权益,完善护士执业准入制度,保证护士队伍素质,规范护士执业行为,促进医疗护理工作质量水平的提高,从而保障人民群众健康和生命安全。

4. 护理工作的国际化 护理工作国际化主要是指专业目标国际化、专业标准国际化、职能范围国际化、教育国际化、管理国际化、人才流动国际化。随着全球经济一体化进程的加快,护理领域的国际化交流与合作日益扩大,跨国护理援助和护理合作增多,知识和人才的交流日趋频繁。世界性的护理人力资源匮乏,使中国的护士有机会迈出国门,进入国际市场就业。面对这种国际化发展趋势,21 世纪的护理人才应该是具有国际意识、国际交往能力、国际竞争能力和相应知识与技能的高素质人才。

2013 年中华护理学会重返国际护士会,标志着中国的护理事业迈向了国际舞台。为进一步推动中国护理事业的发展,加强国际间护理学术交流,2015 年 6 月中华护理学会组织全国护士代表,共同出席在韩国首尔举办的国际护士大会。2017 年 5 月 27 日国际护士大会在西班牙巴塞罗那隆重开幕。

此次会议以"护士在护理变革的前沿"为主题,来自中国近 300 名护理工作者与世界各国护理届的代表近万人参加此次盛会。

第二节 护理学的任务、范畴、工作方式

一、护理学的任务

随着护理学科的发展,病人的群体构成发生了转变,护理工作的范围也超越了疾病的护理,扩展到生命的全过程,这一切促使护理学的任务发生深刻的变化。1978 年 WHO 指出:"护士作为护理的专业工作者,其唯一的任务就是帮助病人恢复健康,帮助健康人促进健康。"护理学的目标是在尊重人的需要和权利的基础上,提高人的生命质量。通过护理工作,保护全人类的健康,提高整个人类社会的健康水平。

（一）促进健康

促进健康是帮助个体、家庭和社区获取在维持或增进健康时所需要的知识及资源。这类护理实践活动包括教育人们对自己的健康负责、建立健康的生活方式、提供有关营养和膳食变化的咨询、解释加强锻炼的意义、告知吸烟对人体的危害、指导安全有效用药、预防意外伤害和提供健康信息以帮助人们利用健康资源等。促进健康的目标是帮助人们维持最佳健康水平或健康状态。

（二）预防疾病

预防疾病是人们采取行动积极地控制不良行为和健康危险因素,以预防和对抗疾病的过程。预防疾病的护理实践活动包括开展妇幼保健的健康教育、增强免疫力、预防各种传染病、提供疾病自我监测的技术、临床和社区的保健设施等。预防疾病的目标是通过预防措施帮助人们减少或消除不利于健康的因素,避免或延迟疾病的发生,阻止疾病的恶化,限制残疾,促进康复,使之达到最佳的健康状态。

（三）恢复健康

恢复健康是帮助病人在患病或有影响健康的问题后,改善其健康状况,提高健康水平。这类护理实践活动包括为病人提供直接护理,如执行药物治疗、提供生活护理;进行护理评估,如测量生命体征等;与其他卫生保健专业人员共同协助残障者参与他们力所能及的活动,将残障损害降到最低限度,指导病人进行康复训练活动,使其从活动中得到锻炼、获得自信,以利恢复健康。恢复健康的目标是运用护理学的知识和技能帮助已经出现健康问题的病人解决健康问题,改善其健康状况。

（四）减轻痛苦

减轻痛苦是护士掌握并运用护理知识和技能在临床护理实践中,帮助处于疾病状态的个体解除身心痛苦战胜疾病。这方面的护理实践活动包括帮助病人尽可能舒适地带病生活、提供必要的支持以帮助人们应对功能减退或丧失、对临终病人提供安慰和关怀照护,使其在生命的最后阶段能获得舒适从而平静、安详、有尊严地走完人生旅程。

二、护理学的范畴

护理学作为生命科学领域中一门应用性学科,其重要特征是随着现代科学的高度分化和广泛综合,护理学与自然科学、社会科学、人文科学等多学科相互交叉渗透,形成独立的学科体系。

（一）护理学的理论范畴

1. 护理学研究的对象、任务、目标　护理学的研究对象、任务、目标是护理学建设的基础,并随着护理学发展而不断变化。护理学的主要研究目标是人类健康,服务对象不仅包括病人,也包括健康人;护理学研究的主要任务是应用护理理论、知识、技能进行促进健康、预防疾病、恢复健康、减轻痛苦的护理实践活动,从而为病人提供个别性、整体性及连续性的服务。

2. 护理学理论体系　护理学理论体系是指导护理专业实践的基础,它是对护理现象系统的、整体的看法,以描述、解释、预测和控制护理现象。20 世纪中叶,护理先驱者们开始探索并发展了一些护理概念框架和理论模式,如奥瑞姆的自理理论、罗伊的适应理论、纽曼的保健系统模式等。这些理论用

科学的方法描述和解释护理现象,从科学角度诠释了护理工作的性质,阐述护理知识的范围和体系,确立护理理念和价值观,指导护理专业的发展方向。随着护理实践新领域的开辟,将会建立和发展更多的护理理论内容,使护理学理论体系日益丰富和完善。

3. 护理学与社会发展的关系 主要研究护理学在社会中的作用、地位和价值,研究社会对护理学的影响及社会发展对护理学的要求等。例如社会老龄化进程的加速、慢性病病人的增加、医疗保险的实施等促进社区护理的发展,使护士工作领域得以延伸;信息化技术的快速发展为护理事业发展创造有利条件。"十三五"时期,云计算、大数据、移动互联网、物联网等信息技术快速发展,必将推动护理服务模式和管理模式发生深刻转变,为优化护理服务流程、提高护理服务效率、改善护理服务体验、实现科学护理管理创造有利条件。

4. 护理学分支学科及交叉学科 随着现代科学的高度分化和广泛综合,护理学与自然科学、社会科学、人文科学等多学科相互交叉渗透,形成了许多新的综合型、边缘型的交叉学科,如护理心理学、护理美学、护理教育学、护理管理学,以及老年护理学、社区护理学、急救护理学等一批分支学科,大大推动了护理学科体系的构建和完善。

(二)护理学的实践范畴

1. 临床护理 临床护理的服务对象是病人,其内容包括基础护理和专科护理。

(1)基础护理:应用护理学的基本理论、基本知识和基本技能来满足病人的基本生活、心理、治疗和康复的需要,如膳食护理、排泄护理、病情观察、安宁疗护等。基础护理是各专科护理的基础。

(2)专科护理:以护理学及相关学科理论为基础,结合各专科病人的特点及诊疗要求,为病人提供护理。如各专科病人的护理、急救护理等。

2. 社区护理 以临床护理的理论、技能为基础,根据社区的特点,对社区范围内的居民及社会群体开展疾病预防,如妇幼保健、家庭护理、预防接种、卫生宣传、健康教育及防疫灭菌等工作。以帮助人们建立良好的生活方式,促进全民健康水平的提高。

3. 护理教育 以护理学和教育学理论为基础,适应现代医学模式的转变和护理学发展的需要,以满足现代护理工作的需求为目标。培养德、智、体、美全面发展的护理人才。护理教育一般划分为基础护理学教育、毕业后教育和继续教育三大类。基础护理学教育分为中专、大专和本科教育;毕业后护理学教育包括岗位培训教育及研究生教育等;继续护理学教育是对从事护理实践的人员提供以学习新理论、新知识、新技术和新方法为目标的终身性在职教育。

4. 护理管理 是运用现代管理学的理论和方法,对护理工作的诸要素——人、财、物、时间、信息等进行科学的计划、组织、人员管理、指导与控制等。系统化管理,以确保护理工作正确、及时、安全、有效的开展,为病人提供完善、优质的服务,提高护理工作的效率,提高护理工作质量。

5. 护理科研 是运用观察、科学实验、调查分析等方法揭示护理学的内在规律,促进护理理论、知识、技能和管理模式的更新和发展。护士有责任通过科学研究的方法推动护理学的发展。

三、护理工作方式

1. 个案护理 临床上由一名护士护理一位病人,即由专人负责实施个体化护理的方式,称为个案护理。适用于抢救危重病人或某些特殊病人和临床教学需要。工作特点是护士负责完成病人全部护理活动,责任明确,且能全面掌握病人情况,及时满足病人的各种护理需要;同时在工作中可以使护士的才能得到充分的发挥,体现个人才能,满足其成就感,并能建立良好的护患关系。但这种工作方法耗费大量人力,且护士只能在班负责,不能实施连续性护理。

2. 功能制护理 是以完成医嘱和执行各项常规的基础护理为主要工作内容,依据工作性质机械性地将护理工作分配给护士。护士被分为"办公室护士""治疗护士""巡回护士"等,是一种流水作业的工作方法。适用于护理人力资源缺乏,工作任务繁重的科室病人的护理。工作特点是护士分工明确,任务单一,易于组织管理,节省人力。但这种工作方法缺少与病人交流沟通,工作机械重复,易导致护士疲劳厌烦,知识面变窄,忽视病人身心整体护理,不能获得积极认同与尊重,护士工作满意度下降。

3. 小组制护理 即以分组的形式对病人进行整体护理。小组成员由不同级别的护士组成,组长

视频:个案护理

视频:功能制护理

负责制订护理计划和措施,安排小组成员完成工作任务,共同实现护理目标。一般每个小组由7~8名护士组成,每组分管10~15位病人。工作特点是充分积极调动护理人力资源的潜能,发挥团队合作精神,共同分享护理工作成果,维系良好的工作氛围,为病人提供综合性护理服务,护士工作满意度及地位得到提高。但这种护理方式护士个人责任感相对较弱,小组成员之间需要相当的时间磨合与沟通。

4. 责任制护理 由责任护士和辅助护士按护理程序对病人进行全面、系统的整体护理。方法是以病人为中心,每位病人由一名责任护士负责,对病人实行8小时在岗,24小时负责制的护理。由责任护士全面评估病人情况,确定护理诊断,制订护理计划,实施护理措施,并追踪评价护理效果。责任护士不在岗时,由辅助护士和其他护士按责任护士制订的计划实施护理。工作特点是护士责任明确,自主性增强,能全面了解病人情况,为病人提供连续、整体、个性化护理。但此种护理方式对责任护士能力水平要求较高,对护理人力资源需求量较大,护士工作心理压力和风险明显增加,而且要求24小时对病人全面负责,保证病人安全。

5. 系统化整体护理 系统化整体护理是在责任制护理基础上护理方式的进一步丰富和完善。它是一种以病人为中心,视病人为生物、心理、社会多因素构成的开放性有机整体,根据病人的需求和特点,为病人提供生理、心理、社会等全面的帮助和照护,以解决病人现存或潜在的健康问题,达到恢复和增进健康的目标的护理观和护理实践活动。系统化整体护理的工作特点是从本质上摒弃医嘱和常规的被动局面,护士的主动性、积极性和潜能得到充分发挥;护士运用评判性思维、创造性思维,科学地确认问题和解决问题,护士不再是被动地执行医嘱和盲目地完成护理操作,代之以全面评估、科学决策、系统实施、和谐沟通、客观评价的主动调控过程,为病人提供优质的护理服务,充分显示了护理专业的独立性和护士的自身价值。然而此种工作方式需要较多的护士,并且对护士的知识架构有着较高的要求。

视频:小组
制护理

视频:责任
制护理

第三节 护理学的概念

一、护理学概念演变过程

自南丁格尔创建护理专业以来至今已有100多年的历史,护理学科不断变化和发展,护理学已逐渐形成了自己特有的理论实践体系,发展成为医学科学中的一门具有独特功能的学科。护理实践和理论研究表明,护理学的变化和发展经历了三个历史阶段。

（一）以疾病为中心的阶段

20世纪前半叶,随着社会的进步,医学进入到快速发展的科学轨道,各种科学学说纷纷建立,生物医学模式形成,揭示了健康与疾病的关系,认为疾病是由于细菌与外伤引起的机体结构改变和功能异常,形成了"以疾病为中心"的医学指导思想。因此,一切医疗活动都围绕着疾病开展,并局限在医院进行,以消除病灶为基本目标。

此阶段护理的特点是:①护理已成为了一门专门职业,护士从业前需经过专业的特殊培训。②护理从属于医疗,护士被看作是医生的助手。③护理工作的主要内容是执行医嘱和完成各项护理技术操作。④由于护理尚未形成独立的理论体系。因此,护理教育类同于医学教育,课程内容涵盖较少的护理内容。

（二）以病人为中心的阶段

20世纪中叶,社会科学以及系统科学的发展,促使人们重新认识人类健康与生理、心理、环境的关系。1948年,世界卫生组织（WHO）提出了新的健康定义,进一步扩展了健康研究和实践的领域。1955年,美国护理学者莉迪亚·海尔首次提出"护理程序",使护理有了科学的工作方法。1977年,美国医学家恩格尔提出了"生物、心理、社会医学模式",在这一新观念的指导下,护理发生了根本性的变革,护理由"以疾病为中心"转向了"以病人为中心"的发展阶段。

此阶段护理的特点是:①强调护理是一门专业,逐步建立了护理的专业理论基础。②护士与医生成为合作伙伴关系。③护理工作内容不再是单纯地、被动地执行医嘱和完成护理技术操作,取而代之的是对病人实施身、心、社会等全方位的整体护理,满足病人的健康需要。④护理学逐渐形成了独立

笔记

的学科理论知识体系,脱离了类同医学教育的课程设置,建立了以病人为中心的教育和临床实践模式。

（三）以人的健康为中心的阶段

社会经济的快速发展使人民的生活水平不断提高,医学技术的日新月异,使过去威胁人类健康的传染性疾病得到有效控制,而与人的行为生活方式相关的疾病如心脑血管病、恶性肿瘤、糖尿病、意外伤害等逐渐成为当今威胁人类健康的主要问题。疾病谱的改变,进一步促使人们的健康观念发生转变,加深了对健康与疾病关系的认识,主动寻求健康行为获得人们的积极认同。1977 年 WHO 提出"2000 年人人享有卫生保健"的目标,对护理工作的发展产生巨大的推动作用,护理工作向着"以人的健康为中心"的方向迈进。

此阶段护理的特点是:①护理学成为现代科学体系中一门独立的、综合自然科学与社会科学的为人类健康服务的应用科学。②护士角色的多元化,使护士不仅是医生的合作伙伴,还是护理计划制订者、照顾者、教育者、管理者、咨询者、病人的代言人等。③护理工作场所从医院扩展到家庭和社区及所有有人的地方。④护理工作范畴从对病人的护理扩展到对人的生命全过程的护理,病人由个体扩展到对群体护理。⑤护理教育方面有完善的教育体制,有扎实的护理理论基础,良好的科研体系,并有专业自主性。

二、护理学的基本概念

（一）关于人的概念

1. 人是一个统一的整体　人是一个身心统一、内外协调、不断发展变化的独特的有机整体。其包括生理、心理、精神、社会、文化等各个方面,任何一个方面的功能失调都会在一定程度上引起其他方面功能的变化,并对整体造成影响,而人体各方面功能的正常运转,又能促进人体整体功能的发挥。把人视为整体是现代护理的核心思想。

2. 人具有双重属性　人具有生物和社会双重属性。人首先是一个生物有机体,与其他动物一样,受自然的生物学规律制约;同时,人又不同于其他动物,其本质区别在于人在社会发展中担当一定的角色,是一个有思想、有情感、从事创造性劳动,过着社会生活的人,是生理、心理、精神、社会、文化等各方面相统一的整体。生理的疾病会影响人的情绪和心理;长期的心理压力和精神抑郁又会造成身体的不适,而出现各种身心疾患。

3. 人是一个开放系统　人作为一个系统,是由循环系统、神经系统、运动系统、呼吸系统、消化系统等多个子系统组成的,各子系统之间不断地进行能量、物质、信息的交换;在生态系统中人又是一个子系统,生活在复杂的自然和社会环境中,是一个开放的整体,不断地同周围的自然环境和社会环境进行着能量、物质、信息的交换。人的健康有赖于机体内部各子系统间的平衡与协调,以及机体与环境间的和谐与适应。

4. 人是护理的服务对象　随着护理学科的发展,护理的服务对象、服务内容在不断扩大和拓展,护士不仅注重病人的康复,更注重维护人的健康。护理的服务对象扩展到全人类,不仅包括病人,还包括健康人;既指个体的人,又指群体的人,护理中的人包括个体、家庭、社区、社会四个层面。

（二）关于健康的概念

1. 健康是个变化的概念　在不同的历史条件、文化背景和个体价值观等影响下,人们对健康有不同的理解和认识。传统的健康观是"无病即健康",现代人的健康观是整体健康。WHO 对健康（health）的定义强调了生理、心理健康状态和社会适应能力,其中社会适应性归根结底取决于生理和心理的素质状况。心理健康是身体健康的精神支柱,身体健康又是心理健康的物质基础。良好的情绪状态可以使生理功能处于最佳状态;反之,则会降低或破坏某种功能而引起疾病。

2. 健康与疾病的关系　20 世纪 70 年代,有学者提出"健康与疾病是连续统一体"的观点,认为健康是相对的,是人们在不断地适应环境变化的过程中,维持生理、心理和社会适应等方面动态平衡的状态。疾病则是人的某方面功能偏离正常的一种现象。因此,人的一生从生命开始到结束,是由健康与疾病构成的一种线形谱,一端是最佳健康状态,另一端是完全丧失功能及死亡状态。每个人的健康状况都可能处于这种健康与疾病所构成的线形谱的某一点上,而且处在不断动态变化中。当个体向最佳健康一端移动时,健康的程度就增加;当个体向完全丧失功能或死亡一端移动时,疾病的程度就会增加,并且这期间并没有明显的界限。所以,健康与疾病是相对的,是动态变化的,在一定条件下可以互相转化。

（三）关于环境的概念

人类的一切活动都是在环境(environment)中进行的,环境分为内环境和外环境。

1. 人的内环境　　内环境是影响生命和成长的机体内部因素,由生理环境和心理环境组成。

（1）生理环境:包括呼吸系统、消化系统、循环系统、泌尿系统、神经系统、内分泌系统等,各系统之间通过神经、体液的调节维持生理稳定状态。

（2）心理环境:是人的心理状态,对健康影响很大。人们在生活中,无时无刻不在接受着来自客观世界的各种刺激,引起人的肯定或者否定的心理反应。尤其是当生活中出现突发事件或意外挫折时,更会引起强烈的心理反应,如果不能经过心理调节产生新的适应,心理长期处于紧张状态,可使机体免疫机能发生改变,导致某些心身疾病的发生。

2. 人的外环境　　外环境是可影响机体生命和生长的全部外界因素的总和,由自然环境和社会环境组成。

（1）自然环境:自然环境即生态环境,是存在于人类周围的各种自然因素的总和,是人类赖以生存和发展的物质基础。它包括空气、阳光、水、土壤等物理环境和动物、植物、微生物等生物环境。在我国,随着经济快速增长,人们的物质生活水平的提高,环境污染也日渐凸显,自然环境的破坏威胁人类的健康。

（2）社会环境:社会环境影响个体和群体的心理行为,与人类的精神需要密切相关,包括经济条件、政治法律、人际关系、文化教育、宗教信仰、风俗习惯等。人口超负荷、文化教育落后、人际关系不协调、医疗保健服务体系不完善等都可影响人类的健康。

（四）关于护理的概念

护理的概念是随着护理专业的形成和发展而不断变化和发展的。由于历史背景、社会发展、环境、文化以及教育等因素的不同,人们对护理的概念有不同的解释和说明。

1. 护理概念的发展　　1859年南丁格尔提出:"护理的独特功能在于协助病人置身于自然而良好的环境下,恢复身心健康。"1885年她又指出:"护理的主要功能在于维护人们良好的状态,协助他们免于疾病,达到他们最高可能的健康水平。"

1966年,弗吉尼亚·韩德森(Virginia Henderson)认为:"护理是帮助健康人或病人进行保持健康和恢复健康(或在临死前得到安宁)的活动,直到病人或健康人能独立照顾自己。"

1980年美国护士协会(American Nurses Association,ANA)又将护理定义为:"护理是诊断和处理人类对存在的或潜在的健康问题所产生的反应。"这一定义较好地表达了护理学的科学性和独立性,目前被大多数国家护理界认同和采用。

2003年,ANA更新了护理定义为:"护理是通过诊断和处理人类的反应来保护、促进、优化健康的能力,预防疾病和损伤,减轻痛苦,并为受照护的个体、家庭、社区及特定人群代言。"

2. 护理的内涵

（1）照顾:是护理永恒的主题。纵观护理发展史,无论在什么时期、亦无论是以什么方式提供护理,照顾病人或护理对象永远是护理的核心。

（2）人道:护理是人道主义忠实的执行者。在护理工作中提倡人道,首先要求护士视每一位病人为具有个性特征的个体,为具有各种需求的人,从而尊重个体,注重人性;同时也要求护士对待病人一视同仁,不分高低贵贱,不分贫富与种族,积极救死扶伤,为人类的健康服务。

（3）帮助性关系:帮助性关系是护士用来与病人互动以促进健康的手段,这种帮助性关系是双向的。首先护士和病人是一种帮助与被帮助、服务者与顾客(或消费者)之间的关系,这就要求护士以自己特有的专业知识、技能与技巧提供帮助与服务,满足其特定的需求,与病人建立起良好的帮助性关系;同时护士在帮助病人时也从不同的病人那里深化了自身专业知识、积累了工作经验,自身也获益匪浅。

人、环境、健康和护理四个基本概念之间是相互关联、相互作用的:①四个概念的核心是人,人是护理服务的对象,人的健康是护理实践的核心。②人类的健康与环境息息相关,相互依存、相互影响。

③健康是机体处于内外环境平衡、多层次需要得到满足的状态。④护理作用于人和环境,其任务是创造良好的环境并帮助病人适应环境,从而达到最佳健康状态。

(李晓松　全丹花)

思考题

1. 有人说护理不是一门正规专业,你是如何认识这个问题的?
2. 从历史发展的眼光,你如何看待南丁格尔对护理专业的贡献?
3. 你如何理解护理学四个基本概念之间的关系?
4. 学习护理学的发展史,对你将从事的护理专业有何启示?
5. 在以人的健康为中心的阶段中,护士能发挥什么作用? 有哪些可供选择的岗位?

思路解析

扫一扫,测一测

学习目标

1. 掌握健康及健康促进的概念、疾病的三级预防及健康促进的策略。
2. 掌握健康与疾病的关系、健康教育的基本原则、健康教育的程序、健康教育的方法。
3. 熟悉提高生存质量的护理策略、促进健康的相关护理活动,熟悉护士在健康教育中的作用、健康教育的意义、知-信-行模式的涵义。
4. 了解影响健康的因素、疾病的概念及疾病对个体的影响。

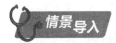 **情景导入**

情景描述

　　孙大爷,69 岁,体重96kg,初中文化,退休前的职业是厨师。平时性格比较急躁,饮食口味重。近日因生活琐事与老伴拌嘴而致血压突然升高,短暂晕倒后由其老伴及儿子护送入院。护士小张热情接待并询问孙大爷:"大爷,您现在感觉怎么样? 好些了吗?"大爷说:"其实没什么事,就是老伴和儿子非要来,我高血压都10 多年了,头晕时吃点药就好了,再说高血压也不是什么大病。"儿子说:"做儿女的,我们希望老爸身体健康,可又不知道具体怎么做。"

　　请思考:

　　1. 根据上述情景你如何理解健康、疾病和健康促进?

　　2. 分析上述情景中有哪些是影响孙大爷健康的因素?

　　3. 应从哪些方面入手有针对性地对孙大爷进行有效的健康教育?

　　4. 为提高孙大爷生存质量,如何制订有针对性的护理策略?

　　健康和疾病是人生命过程的自然表现,是人类生命活动本质、状态和质量的一种反映。健康和疾病不仅仅是生物学和社会学问题,同时也是护理理论研究领域的核心问题。护理的基本任务是减轻痛苦、预防疾病、恢复健康、促进健康。因此,护士只有了解健康和疾病的关系,深入研究学习健康和疾病的相关问题,采取有效的护理策略,才能完成护理的基本任务,促进服务对象保持最佳的健康状态。

第一节　健　康

　　健康是人类追求的永恒目标,是护理学四个基本概念之一。健康是一个包含生理、心理、社会及精神等不同层面的多维的概念。

一、健康的概述

（一）健康观的演变

健康（health）是一个复杂、多维、综合且不断变化的概念。随着社会的发展、医学模式的转变和科学技术的进步，人们对健康的认识不断深化，健康的概念也随之发生相应的变化。在不同的历史条件和文化背景下，人们对健康有不同的理解和认识。

1. 古代健康观 在西方医学史上，以毕达哥拉斯（Pythagoras）及恩培多克勒（Empedocles）为代表的四元素学派认为，生命是由水、火、气、土四元素组成，这些元素平衡即为健康。"医学之父"希波克拉底（Hippocrates）认为："健康是自然和谐的状态，如果一个人身体各部分与体液协调就是健康，反之则为疾病。"我国古代哲学家用阴、阳概括了万事万物，认为健康是人体阴阳的协调。

2. 近代健康观 近代健康观念随着现代医学的发展而不断地完善与进步。

（1）生物个体健康观：近代医学的形成促进了人们对健康的认识。健康被认为是人体各组织器官和系统发育良好、体质健壮、功能正常、精力充沛，并有良好的劳动效能的状态。因此，用人体测量、体格检查和生化检查等指标可以判断个体是否健康。这种健康观是生物医学模式的产物，它侧重于机体的生理病理机制，但忽视了人的心理和社会特征，有其局限性和片面性。

（2）生态平衡健康观：关注人体的体液、代谢等各种平衡，注重生物病原体、宿主、环境三者之间的动态平衡，认为健康是机体的各种平衡处于协调状态，平衡失调或被破坏则引发疾病。这种健康观忽视了平衡始终是相对的。

3. 现代健康观 世界卫生组织提出有关健康的新概念，即"健康不仅是没有疾病，而且包括躯体健康、心理健康、社会适应良好和道德健康"，并强调健康是人的基本需要和基本人权，达到尽可能高的健康水平是世界范围内的一项重要的社会性目标。WHO 的健康定义把健康的内涵扩展到了一个新的认识境界，这一概念揭示了健康的本质，对健康认识的深化起到了积极的指导作用，得到全世界的广泛接受。

（1）现代健康观的特点：

1）体现了将个体视为其生理、心理和社会功能完整人的思想，重视了人的精神心理活动过程对生理功能和社会环境适应状态的影响，是生物-心理-社会医学模式在健康概念中的体现，拓宽了护理实践的领域。

2）将健康置于人类自然与社会的大环境中，充分认识到个体的健康状态受环境中一切与其相互作用的事物的影响。

3）把健康看成是一个动态的、不断变化的过程。因此，健康可以有不同水平。

4）将健康与人类生产性和创造性的生活联系起来，揭示健康不仅是医务工作者的目标，而且是国家和社会的责任，是人类共同追求的目标。

（2）现代健康观的内涵：从 WHO 提出健康新定义以来，生理、心理、社会的健康内涵得到进一步明确和深化。

1）生理健康（physical health）：又称为躯体健康，指机体结构完整和躯体功能良好的状态，没有疾病和残疾，具有良好的健康行为和习惯。生理健康是健康人的基础和最重要特征之一。

2）心理健康（mental health）：可分为情绪、理智和心灵健康。情绪健康（emotional health）表现为情绪情感稳定和心情愉快；理智健康（intellectual health）表现为沉着、冷静、有效地认识、理解、思考和作出决策；心灵健康又称为精神健康（spiritual health），表现为心底坦荡、自然、有爱心、乐观、积极向上等。

3）社会健康（social health）：指能有效适应不同环境，愉快、有效地扮演自己承担的各种社会角色。

4）道德健康（morals health）：指能用社会规范的细则和要求支配自己的行为，能为人们的幸福作出贡献，表现为思想高尚、有理想、有道德、守纪律。其强调通过提升社会公共道德来维护人类的健康，要求每个社会成员不仅要为自己的健康承担责任，更要对社会群体的健康承担社会责任。

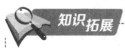

知识拓展

世界卫生组织（WHO）明确健康的 10 项具体标准

1. 精力充沛，能从容不迫地应付日常生活和工作的压力而不感到过分紧张。
2. 处事乐观，态度积极，乐于承担责任，不挑剔。
3. 善于休息，睡眠良好。
4. 身体应变能力强，能适应外界环境的各种变化。
5. 能够抵抗一般性感冒和传染病。
6. 体重适当，身材均匀，身体各部位比例协调。
7. 眼睛明亮，反应敏锐，眼睑不发炎。
8. 牙齿清洁，无龋齿，齿龈颜色正常，无出血现象。
9. 头发有光泽，无头屑。
10. 骨骼健康，皮肤、肌肉富有弹性，走路轻松有力。

（二）亚健康状态

亚健康状态（sub-health status），现代医学又称"次健康"或"第三状态"。世界卫生组织将机体无器质性病变，但是有一些功能改变的状态称为"第三状态"，我国称为"亚健康状态"。

亚健康状态指个体处于健康和疾病之间的一种状态，临床检查无明显疾病，但机体各系统的生理功能和代谢过程活力降低。亚健康的表现错综复杂，比较常见的是活力、反应能力、适应能力和免疫力降低，表现为躯体疲劳、易感冒、稍动即累、出虚汗、食欲下降、头痛、失眠、焦虑、人际关系不协调、家庭关系不和谐、性功能障碍等。

人体亚健康状态具有动态性和两重性，其结果是通过治疗恢复到健康（即第一状态）或可能发展成为疾病（即第二状态）。个体可以通过强化营养、心理、伦理、家庭和社会等对人体健康的正面影响因素，积极促进个体向健康转化。此外，亚健康状态需要与疾病的无症状现象（sub-clinical disease）相鉴别，后者虽然没有疾病的症状和体征，但存在病理改变及临床检测的异常，本质上为疾病，如"无症状缺血性心脏病"。从某种意义上说，人体亚健康状态可能是疾病无症状现象的更早期形式。

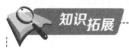

知识拓展

引起亚健康状态的主要因素

1. 脑力和体力超负荷　生活和工作节奏的加快，竞争的日趋激烈，使人的脑力及体力长期超负荷运作，身体的主要器官长期处于入不敷出的非正常负荷状态。
2. 心理失衡　因工作任务繁重，人际关系紧张，婚姻问题和家庭冲突等，造成人的心理压力不断增加，精神过度紧张，进而影响神经、内分泌的调节，以及机体各系统的正常生理功能。
3. 人的自然衰老　由于人体器官的老化，表现出体力不支、精力不足、社会适应能力下降等现象。
4. 疾病前期　某些疾病如心脑血管疾病、肿瘤等发作前期，人体各器官系统虽然没有明显病变，但已经有某些功能性障碍，出现亚健康症状。
5. 人体生物周期中的低潮时期　会出现焦虑、情绪低落、注意力不集中、食欲下降等亚健康症状。

心理健康 90 项症状自评量表（SCL-90）

二、影响健康的因素

人们生活在自然环境和社会环境中，其健康自然受到多种复杂因素的影响，其中有些因素是可控制的，而有些因素则是难以控制的。

（一）生物因素（biological factors）

1. 遗传结构　遗传结构不仅影响人的生物学特征、先天气质、活动水平和智力潜能，还是人类健康的重要决定因素。已有证据表明，越来越多的疾病与遗传基因有关。目前发现的遗传性疾病多达

笔记

3000 种以上,如先天愚型、色盲、血友病、白化病等。全世界每年大约有 500 万出生缺陷婴儿诞生,我国出生缺陷发生率为 4% ~6%。此外,高血压、糖尿病、冠心病、精神分裂症等常见疾病也与遗传因素有关。

2. 年龄 个体成长和发育水平是其健康状态的主要影响因素。不同疾病在不同年龄阶段人群中的分布是不同的,如婴儿由于尚未完全发育成熟对疾病的抵抗力低,容易患病;婴幼儿发生跌倒和受伤的危险性增加;高血压、冠心病等疾病通常发生在 40 岁以上的成年人,但近几年研究数据表明发病有年轻化的趋势。

3. 种族 有些疾病在某些种族中更容易发生,如亚洲人骨质疏松症的发生率比欧洲人高。不同疾病在非洲人、亚洲人和欧洲人等不同种族人群中的发病率也不一样。如前列腺癌、乳腺癌、心脏病和高血压等疾病在黑人中的发病率要高于白人;而皮肤癌、老年痴呆则多见于白人。

4. 性别 性别影响疾病的分布。例如,骨质疏松症、系统性红斑狼疮及自身免疫性甲状腺疾病(桥本甲状腺炎和 Graves 病)女性比男性更常见;而胃溃疡、血栓闭塞性脉管炎则多见于男性,成年女性患抑郁症的几率是男性的两倍,男性更容易患上自闭症和精神分裂症。

5. 生物学致病因素 是由病原微生物引起的传染病、寄生虫病和感染性疾病。20 世纪中期以前,人类病疾和死亡的主要原因之一是病原微生物引起的各种传染性疾病。目前,尽管现代医学已经找到了控制此类疾病的方法,如预防接种、合理使用抗生素等,但病原微生物的危害依然存在,结核、肝炎、艾滋病等传染性疾病依然是危害我国人民健康的重要因素。

(二)环境因素(environmental factors)

环境是人类赖以生存和发展的重要条件和基础,良好的环境可以帮助病人康复,促进健康;恶劣的环境条件和人为的环境破坏对人类健康具有很大威胁。自然环境对人的影响是最具根本性的。自然环境因素包括阳光、空气、水、气候、土壤等,是人类赖以生存和发展的重要物质基础。存在于空气、水和土壤中的某些致病微生物或某些生物可直接导致人类患某种疾病或受伤,如大气中的烟尘、二氧化硫、硫酸雾、氯气、臭氧等会刺激上呼吸道黏膜表层的迷走神经末梢,引起支气管反射性收缩和痉挛、咳嗽、打喷嚏等。在低浓度毒物的慢性作用下,呼吸道的抵抗力逐渐减弱,会诱发慢性支气管炎等疾病。当人体摄入的饮用水和食物中含有高浓度的氟时,过量的氟就会给机体带来严重的健康损害,如氟骨症和氟斑牙,我国除上海市区外,其余各省、自治区均有该病的发生。

(三)心理因素(psychological factors)

"喜伤心、怒伤肝、思伤脾、忧伤肺、恐伤肾",很好地总结了心理情绪反应对人体健康的影响,也说明了心理因素主要是通过情绪和情感发挥作用来影响人的健康。影响人体健康的心理因素包括人的身心交互作用和自我概念。

1. 身心交互作用 人的心理活动是在生理活动基础上产生的,而情感和情绪的改变反过来又会导致人体器官生理和生化的改变。个体身心的交互作用和情绪反应可对健康产生积极或消极的影响。长期或短期的应激反应会引起人的情绪反应,从而影响机体的功能。如长时间的忧伤可增加疾病的易感性,并可能影响免疫系统的功能,导致疾病发生。例如感染、癌症、自身免疫性疾病。

2. 自我概念 自我概念(self-concept)指个体对自己的看法或认识,包括个体对自己躯体、需要、角色和能力的感知。个体对自我的感觉称自尊,对自己躯体的感知称体像。自我概念会影响个体认识和处理各种情况的态度和方法。如有些体重并未超标的人,因自认为肥胖而限制食量,导致机体的营养需求得不到满足而影响健康。

人的心理情绪反应可以致病,也可以治病。良好的心理情绪状态不仅有利于疾病的治疗和身体的康复,而且还可能发挥药物难以达到的治疗效果。因此,关注病人的心理健康状况,实施适宜的心理护理是帮助病人恢复健康、促进健康的重要措施之一。

(四)行为与生活方式(behavior and lifestyles)

行为与生活方式是指人们受一定文化因素、社会经济、社会规范及家庭的影响,为满足生存和发展的需要而形成的惯有的生活意识和生活习惯。研究表明,良好的行为与生活方式,如适当锻炼、科学饮食、控制体重、规律生活等,可使人处于良好的健康状态。而吸烟、酗酒、吸毒、缺乏锻炼、饮食过量以及摄入高热量、高脂肪、多盐和多糖的食物等不良的行为与生活方式,已成为危害人们健康的主要因素。WHO 指出"影响人类健康的因素,行为与生活方式占 60%,遗传因素占 15%,社会因素占

10%,医学因素仅占8%,气候因素占7%"。这显示行为与生活方式已成为影响人们健康的主要因素。

(五)社会因素(social factors)

影响人类健康的社会因素比较多,可涉及政治制度、法律、经济、文化、教育、人口状况、科技发展、风俗习惯等。有些社会因素是致病的危险因素,有些则是促进健康的因素,如稳定的婚姻和亲密的家庭关系有利于家庭成员的健康,而离婚或家庭暴力则会给家庭成员带来身心伤害;又如战争带来伤残甚至死亡。

1. 社会政治经济因素　指社会立法、社会支持系统、社会资源分配、就业等因素。其中经济因素对健康起着重要的作用,它通过一些社会因素(如工作条件、生活条件、营养条件和卫生保健服务等)直接作用于人们的健康。通常低收入人群较少寻求医疗保健服务,而高收入人群更倾向于采纳健康促进和疾病预防的行为。

2. 医疗卫生服务系统　医疗卫生服务体系是指社会医疗卫生机构和专业人员为达到防治疾病、促进健康的目的,运用卫生资源、采用医疗技术手段向个体、群体和社会提供医疗卫生服务的有机整体。医疗卫生服务的内容、范围和质量与人的健康密切相关。医疗卫生服务系统中若存在不利于健康的因素,如医疗资源布局不合理、初级卫生保健网络不健全、城乡卫生人力资源配置悬殊、重治疗轻预防的倾向和医疗保健制度不完善等,都会直接危害人的健康。因此,深化医疗卫生体制改革,合理配置医疗卫生资源,健全医疗卫生服务体系,提升医疗卫生服务能力,是保障人们健康的根本性措施。

3. 职业环境　职业环境中存在的职业有害因素,如劳动制度不合理、劳动强度过大以及劳动环境中的物理、化学或生物有害因素等,均可导致职业人群长期处于紧张应激状态或导致机体中某些物质失衡或蓄积了不该存在的物质,从而使从业人员产生心理健康问题或罹患职业病。这些因素对健康的影响通常不会立即显现出来,而有些因素的影响具有较长的潜伏期。

4. 意外伤害　随着经济发展,机械化程度提高,生活节奏加快,意外伤害对居民健康和安全的威胁越来越明显。伤害已成为我国1~14岁人群的第一位死亡原因。对我国人群危害最大的是车祸、自杀、溺水。由于伤害造成了大量永久性残疾和早死,消耗巨大的医疗费用,削弱国民生产力,以及发生的突然性和不可预测性给人们心灵带来沉重的打击,已经引起世界各国的重视。

5. 文化教育背景　包括教育制度、人们的文化素质、受教育程度、风俗习惯、宗教信仰及社会文化和娱乐环境等因素。人们的文化教育背景决定了人们的生活习惯、信念、价值观和习俗、健康意识,也影响人们与卫生保健系统接触的方式、个人的健康实践活动和与卫生保健人员的关系。如不同文化背景的人对疼痛、病患、死亡的处理方式不同。因此,护士应了解病人的文化背景,以便理解病人的行为和信念,促进护患之间的互动。

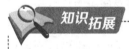

知识拓展

《"健康中国2030"规划纲要》

《"健康中国2030"规划纲要》是推进健康中国建设的宏伟蓝图和行动纲领。坚持以人民为中心的发展思想,以提高人民健康水平为核心,以体制机制改革创新为动力,以普及健康生活、优化健康服务、完善健康保障、建设健康环境、发展健康产业为重点,把健康融入所有政策,加快转变健康领域发展方式,全方位、全周期维护和保障人民健康,大幅提高健康水平,显著改善健康公平。到2030年具体实现以下目标:

——人民健康水平持续提升。人民身体素质明显增强,人均健康预期寿命显著提高。

——主要健康危险因素得到有效控制。全民健康素养大幅提高,健康生活方式得到全面普及,有利于健康的生产生活环境基本形成。

——健康服务能力大幅提升。优质高效的整合型医疗卫生服务体系和完善的全民健身公共服务体系全面建立。

——健康产业规模显著扩大。建立起体系完整、结构优化的健康产业体系。

——促进健康的制度体系更加完善。有利于健康的政策法律法规体系进一步健全,健康领域治理体系和治理能力基本实现现代化。

三、提高生存质量的护理策略

社会的进步和医学的发展使传染病得到有效控制,人的寿命延长、老年人口比例增大、疾病的构成也发生了很大的变化,以往用来反映健康状况的指标已不能适应这种新的情况。同时,随着医学模式的转变,生活水平和知识水平的提高,人们的健康意识在不断地加强,对健康的本质也有了更进一步的认识。特别是对于癌症等严重威胁人类生命健康而目前现代医学又不能彻底治愈的疾病,很多人宁可要一个高质量的短暂生命,也不愿意长期极端痛苦地活着。因此,人们开始寻求新的健康测量指标,生存质量正是在这种客观健康水平提高和主观健康观念更新的背景下应运而生的一套评价健康水平的指标体系。

(一)生存质量的概念

生存质量(quality of life,QOL)也称生活质量或生命质量。QOL最初是一个社会学概念,在20世纪50年代由美国经济学家加尔布雷斯(Calbraith)在其著作《富裕社会》一书中首先提出。后来,美国著名经济学家罗斯托(Rostow)在《经济增长阶段》一书中也将"追求生存质量的阶段"作为经济增长的一个阶段。社会学意义上的QOL的研究主要在宏观和微观两个层次上进行。宏观层次指研究人口群体的生存质量,如世界、国家、地区人口的生存质量;微观层次指研究个体、家庭人口的生存质量。医学研究上QOL,就是把QOL理论和医学实践结合起来,形成与健康相关的生存质量,它不仅能更全面地反映人们的健康状况,而且能充分体现积极的健康观。

1993年在日内瓦召开的世界卫生组织生存质量研讨会上,WHO明确指出"生存质量是指个体在其所处的文化和风俗习惯的背景下,由生存的标准、理想、追求的目标所决定的对其目前社会地位及生存状况的认识和满意程度",它包括个体生理、心理、社会功能及物质状态四个方面。

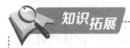

生存质量的其他代表性定义

多年来,许多学者从自己的专业或角度出发,对生存质量的内涵进行探讨,但各有不同的理解和认识,从而导致其多义性和复杂性。下面仅列出几个具有代表性的定义。

1. 沃克(Walker) 认为生存质量是一个包括生理、心理特征及其受限程度的广泛的概念,它描述个人执行功能并从中获得满足的能力。

2. 帕特里克(Patrick) 提出了与健康有关的生存质量概念,认为生存质量是指在疾病、意外损伤及医疗干预的影响下,与个人生命条件和事件相联系的健康状态和主观满意度。

3. 莱文(Levi) 认为生存质量是对个人或群体所感受到的身体、心理、社会各方面良好的适应状态的一种综合测量,而测得的结果是用幸福感、满意感或满足感等来表示。

4. 凯茨(Katz) 认为生存质量是完成日常工作、参与社会活动和追求个人爱好的能力,是病人对生活环境的满意程度和对生活的全面评价,包括认知、情感和行为方面。

生存质量是一个多维度的概念,包括生理、心理、社会健康状况,主观满意度,疾病或与治疗有关的症状的广泛领域,每一个领域又可以进一步针对研究问题和被研究的特殊人群再分为更详尽的组成部分。大多数研究者认为生存质量的测量必须包括主观健康指标,主观健康也可称为自我评价的健康,是健康测量和生存质量评价中广泛应用的指标。

(二)生存质量的判断标准及模式

生存质量测量方法是一种新的健康测量和评价技术,涉及客观和主观两方面的综合测量判断标准。生存质量的判断包括躯体健康、心理健康、社会适应能力,也包括其生存环境的状况,如经济收入情况、工作情况、住房情况、邻里关系、卫生服务的可及性、社会服务的利用情况等。其测定的内容目前尚无统一的标准,但主要包括以下六个方面:①躯体状态;②心理状态;③社会关系;④环境;⑤独立程度;⑥精神/宗教/个人信仰等。

不同的测量对象,不同的疾病,其所处的状态不同,生存质量测量的方面和内容也不尽相同。目前,生存质量的测量包括两种测量途径:一般量表及特殊量表。

1. 一般量表　用于测量人群共同方面的一般量表,包括疾病影响量表(sickness impact profile,SIP)、诺丁汉健康量表(Nottingham health profile,NHP)、社会功能量表(social functioning scale)等。一般性量表综合范围广泛,可用于不同人群的比较,但不精确。

2. 特殊量表　用以测量某种特定疾病的人群所用的特异性量表,如糖尿病病人生存质量测量量表(DDCT)、癌症病人生存质量测定量表(FLIC)等。特殊量表只针对特定病人,内容狭窄,不利于病人组间比较,但灵敏度高。而用于临床生存质量研究的量表除了应具有一般生存质量共有的方面外,还应具有反映疾病特异方面的内容。

(三)提高生存质量的护理策略

1. 营造良好的休养环境　医院的物理环境因素直接影响病人的身心舒适和治疗效果,病人患病后渴望得到最佳的医疗服务,希望在整洁、安静、安全、舒适、优雅的环境中接受诊疗和休养。因此,创造与维护一个适宜休养的医院环境是护士的重要职责。如护士说话、活动与工作时应做到"四轻",即说话轻、走路轻、操作轻及关门轻。随着我国进入老龄化社会的速度加快,老年人口比重增加,而疾病谱的变化又导致慢性病病人数量的增加,如何营造良好的居家养老和医疗修养的环境,对疾病的预防和康复有着极大的影响。

2. 促进生理舒适　营造安全的病室环境,使病人能规律生活,均衡饮食,睡眠充足,避免不良因素的刺激,保证病人良好的生理舒适感。如采取适宜措施减轻或消除病人的疼痛与不适;根据病人的具体情况,帮助满足饮食、清洁、排泄等方面的需要;保证周围环境的安全,使病人能安心休养。

3. 保持良好的心理状态　指导人们保持乐观积极的精神状态,正确对待挫折和困难,重视人际关系和人际沟通。如建立良好的护患关系,针对病人的心理活动,采用一系列良好的心理护理措施,去影响病人的感受和认识,改变病人的心理状态和行为,帮助病人适应新的人际关系以及医疗环境,尽可能为病人创造有益于治疗和康复的最佳心理环境状态、使其早日恢复健康。

4. 拓展丰富多彩的生活空间　根据病人的身体条件和兴趣爱好,指导其采取适合自身的健身方法,拥有娱乐身心的业余爱好。如练习书法、学绘画、读书报、散步等。这样既可强身健体、舒展心灵,又能学习新知识,使生活更有意义。

5. 发挥社会支持系统的作用　指导服务对象通过家庭成员、亲友、同事、团体、组织和社区等获得精神上和物质上的支持与帮助,减轻心理应激、缓解紧张状态、提高社会适应能力。如鼓励病人家属及重要的关系人经常探望和陪伴病人,给予病人更多的温暖和支持,对病人进行身心两方面的护理。

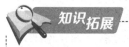

医养结合

　　我国是世界上老年人口最多的国家,老龄化速度快。2016 年 60 岁以上老年人口已超过 2.3 亿,占总人口的 16.7%,其中 65 岁及以上人口 1.5 亿人,占总人口的 10.8%。老年人的医疗卫生服务需求和生活照料需求叠加,迫切需要为老年人提供医疗卫生与养老相结合的服务。

　　"医养结合"就是指医疗资源与养老资源相结合,实现社会资源利用的最大化。其中,"医"包括医疗服务、健康咨询服务、健康检查服务、疾病诊治和护理服务、大病康复服务以及临终关怀服务等;"养"包括生活照护服务、精神心理服务、文化活动服务等。"医养结合"就是集医疗、康复、养生、养老等为一体,把老年人健康医疗服务放在首要位置,将养老机构和医院的功能相结合,把生活照料和康复关怀融为一体的新型养老模式,以社区和居家养老为主,通过医养有机融合,促进老年人享有基本健康养老服务。

第二节　疾　病

　　在人的生命过程中,疾病和健康同样是自然的、动态的过程,是不可避免的现象。需要人们通过提高健康水平和采取特殊措施来预防疾病或延缓疾病的发生。而卫生保健服务的目的就是要促进人们的健康、预防疾病的发生、恢复人们最佳的健康或使人平静地离开人世。为此,除了正确诠释健康外,护士不仅应在个体、系统、器官、组织、细胞和分子等微观层面了解疾病,还应从家庭、社区和社会等层面认识疾病对人的生理、心理、社会及精神等的影响,以帮助人们预防及治疗疾病,恢复健康。

一、疾病的概述

(一)古代疾病观

公元前 5 世纪,希波克拉底创立的"体液学说",认为疾病是由于体内血液、黏液、黄胆汁和黑胆汁 4 个元素失衡所致。中国古代提出的阴阳五行学说,把人体组织结构划分为阴阳,阴阳失衡则发生疾病,是原始朴素自然的疾病观。古代朴素的疾病观虽然带有相当的主观猜测性,但它把疾病的发生同人体的物质变化联系起来,对医学的形成和发展起到了重大的推动作用,产生了深远的影响。

(二)近代疾病观

1. 疾病是不适、痛苦与疼痛　疼痛与不适只是疾病的一种表现,并非疾病的本质,更不是疾病的全部。以疼痛、不适来定义疾病,显然是片面的,不利于疾病的早期诊断,更不利于疾病的预防。

2. 疾病是社会行为特别是劳动能力丧失或改变的状态　此定义是以疾病带来的社会后果为依据,目的在于唤醒人们努力消除疾病、战胜疾病的意识。

3. 疾病是生物学的变量　此定义认为疾病是结构、形态及功能的异常,要求人们从身体结构、形态及功能的变化上来认识和确定疾病。这种观点把握了疾病的本质,但它过分强调患病部位的结构、形态及功能的改变,而忽视了全身整体的功能状态。

4. 疾病是机体内稳态的紊乱　内稳态是 20 世纪初法国生理学家贝纳德(Claude Bernard)提出的,他认为生理过程是维持内稳态的平衡,而疾病过程是内稳态破坏的状态,用整体观取代局部定位观点来认识疾病。

(三)现代疾病观

1. 疾病是发生在人体一定部位、一定层次的整体反应过程,是生命现象中与健康相对立的一种特殊征象。人体是一个包括组织、器官、细胞、分子在内的多层次的统一体,在各层次之间都存在着局部与整体之间的辩证关系。疾病常常是人体的整体反应过程,局部损伤一定会影响整体,同时也受到整体代谢水平和反馈调节等影响;而整体的损伤又是以局部损伤为基础,整体过程的反应常常来源于局部病变。

2. 疾病是人体正常活动的偏离或破坏,表现为功能、代谢、形态结构及其相互关系超出正常范围,以及由此产生的机体内部各系统之间和机体与外界环境之间的协调发生障碍。

3. 疾病不仅是体内的病理过程,而且是内外环境适应的失败,是内外因作用于人体并引起损伤的客观过程,是人体内部功能、代谢、形态结构的异常,一般是一定内外因素作用的结果。它不仅表现为内环境稳态的破坏,而且表现为人体与外环境的不协调。

4. 疾病不仅是躯体上的疾病,而且也包括精神、心理方面的疾病,完整的疾病过程,常常是身心因素相互作用、相互影响的过程。现代医学的大量研究证明,精神、心理因素是影响健康的重要因素,也是构成健康的重要部分。

综上所述,疾病是机体在一定的内外因素作用下而引起一定部位的功能、代谢、形态结构的变化,表现为损伤与抗损伤的病理过程,是内稳态调节紊乱而发生的生命活动障碍。在此过程中,机体组织、细胞产生病理变化,出现各种症状、体征和社会行为的异常,对环境的适应能力减弱,最终导致生命质量的降低。

二、疾病的影响

疾病不仅会对病人本人造成影响,而且会使病人家庭乃至社会都面临着疾病及其治疗所带来的不同程度的变化和影响。

（一）疾病对个体的影响

1. **行为和情绪的改变**　病人行为和情绪的改变与疾病的严重程度、持续时间及病人对疾病的态度等因素有关。疾病持续时间短、对生命威胁不大，病人出现的行为和情绪改变就小，持续时间也短，多表现为易怒、乏力或期望像平常一样活动。如人们患感冒就可能缺乏精力和耐心参与家庭活动，可能表现出易怒，不愿意与家人互动。严重（特别是威胁生命）的疾病，可能导致更广泛和/或激烈的情绪和行为改变，如焦虑、震惊、否认、愤怒、退缩、失望感和无能为力感甚至自杀等。由于疾病的事实通常不能被改变，护士应帮助病人应对和适应疾病。

2. **体像改变**　体像（body image）是个体对躯体外观的自我感受。有些疾病会改变个体的身体形象，特别是在肢体或有特殊意义的器官缺失时。体像的改变程度取决于改变的类型和部位、个人的适应能力、改变发生的速度以及可获得的支持和帮助。一旦躯体外形发生改变，如截肢，个体可经历震惊、退缩、承认、接受和康复五个阶段。首先，个体被躯体的变化或即将发生的改变而震惊，失去理智，好像这种变化根本不是发生在自己身上一样地与他人交谈；当认识到变化已成现实时，又会变得焦虑、退缩，拒绝谈论；经历一个悲痛时期，个体开始承认、接受这种变化；在最后的康复阶段，个体学会如何通过改变生活方式、人生目标和生活环境来适应身体形象的改变。

3. **自我概念的改变**　个体的自我概念不仅取决于其体像、角色、心理和精神状况，更是受到个体身体某部分或功能的缺失、疼痛、依赖他人、经济困难、参与社会活动能力缺乏等状况的影响。由于疾病，病人可能无法实现家庭的期望。不能完成社会角色功能，其经济状况和自我价值感也受到影响。因此，护士必须帮助病人表达感情和思想，观察病人自我概念的改变，并给予适当的干预以帮助他们有效地适应变化。

4. **自治能力的丧失**　自治能力是指不受外界控制，个体独立和自我指导的状态。由于自我概念、自尊、行为和情绪的改变，使家庭互动发生改变，病人的自治能力容易受损或丧失。例如，病人可能不再参与家庭决策，即使是关于自己生活方面的决定。护士应该通过提供健康信息等，尽可能维护病人自我决定的权利和自治能力。

5. **生活方式的改变**　由于疾病，特别是慢性病，病人常需改变生活方式，如改变饮食、活动、锻炼、休息和睡眠模式。为了帮助病人调整生活方式，护士应向病人解释行为和生活方式改变或调整的必要性和注意事项，促使他们适应新的生活方式，并强化恰当的改变等。

（二）疾病对家庭的影响

疾病对家庭的影响取决于病人的家庭角色、病症的严重性和患病时间的长短、家庭的文化和社会习俗等。

1. **家庭角色改变**　疾病发生时，家庭成员都要试图适应病症带来的家庭改变，常见的改变是角色互换。如果父母中的一员因患病不能承担日常事务，通常年长的孩子就会扮演父母的角色。这种角色颠倒带给年长孩子压力，使其出现责任冲突或决策矛盾。如家庭角色的改变对家庭的影响是短暂的，则容易适应；如若是明显且长期的，家庭及个体成员则均需要专业性的咨询和指导才能适应改变。

2. **家庭经济负担加重**　疾病的经济负担包括直接经济负担和间接经济负担，前者是指病人看病时的医药费、病人及陪伴者的差旅费和伙食费等，后者主要是指病人由于生病或早亡不能为家庭和社会创造财富所引起的损失。如果病人是家庭经济来源的主要承担者，则更会使家庭的经济收入减少，加重家庭的经济负担。

3. **家庭成员的心理压力增加**　病人家庭其他成员在其患病后需要投入很大的精力给予照顾，使家庭成员的负担增加，并产生相应的心理压力。病人的心理反应和行为变化，会对家庭成员的心理造成压力，同时病人的家庭角色功能需要其他的家庭成员来承担，会增加其家庭成员的精神和心理负担。另外，如果病人所患的是传染病或不治之症，对其家庭成员的影响更大，家庭成员会出现情绪低落、悲伤、气恼、失望和无助感等多种情绪反应。若出现这一情况，家庭成员需要专业性的咨询和指导，才能适应改变。

4. **家庭运作过程改变**　家庭运作过程包括家庭日常活动的运行、事务的决策和分配、家庭成员相互的支持、应对变化和挑战的过程。如果父亲或母亲患病时，其他家庭成员无力或拒绝承担其角色责

23

任,就可能导致家庭的某些活动或决策停止或推迟,此时家庭运作过程就会发生紊乱。因此,护士应将整个家庭视为一个服务对象,制订计划帮助家庭重新获得最大水平的功能状态和健康。

(三)疾病对社会的影响

1. 对社会生产力的影响 每个人在工作时都以其社会角色对社会作出某种贡献,当人患病转变为病人角色后,暂时或长期免除了社会的责任,不能继续承担其原有的社会角色时,必定降低社会生产力。

2. 对社会经济的影响 诊断和治疗疾病都要消耗一定的社会医疗资源,疾病对整个社会经济会造成巨大的影响。科学家估计,世界每年将为艾滋病付出 5000 亿美元的代价,这使发达国家损失生产总值的 1%,发展中国家损失生产总值的 3%。由此可见,疾病不仅会对个体和家庭产生重大的影响,对社会经济的影响同样不可忽视。

3. 对社会健康状况的影响 某些传染性疾病,如艾滋病、结核、肝炎等,如不采取适当的措施,会在人群中传播,感染他人,从而影响他人的健康。一些疾病的出现甚至会对整个社会的健康状况造成危害,引发社会恐慌。

三、疾病的预防

疾病预防(illness prevention),又称健康保护(health protection),是指采取特定行为避免健康受到现存或潜在威胁的过程,包括减少或阻止特定或可预料的健康问题的行为,如戒烟、免疫接种等,以及保护现有健康状态的行为,如定期健康检查、室内空气有害物质监测等。疾病预防是以健康问题为导向,强调发现健康问题、改善环境和行为及提高身体抵抗力的方法,从而避免健康和功能水平的降低。

从健康促进和疾病预防的定义可知,两者既有差异,又相互补充。在健康-疾病全过程中,健康保健服务通常将二者整合,针对人们不同的健康水平采取相应的预防保健措施,以避免或延迟疾病的发生,阻止疾病恶化,限制残疾和促进康复。这就涵盖了促进与预防、治疗和康复三个健康保健层面,概括为疾病预防的三级水平。

(一)一级预防

一级预防(primary prevention),又称病因预防,是从病因上防止影响健康问题的发生,是最积极有效的预防措施。目的是保持或提高个体、家庭和社区的总体健康水平,从而避免疾病或推迟疾病的发生。因此,它涵盖了健康促进和健康保护两个方面。健康促进是通过采取如健康教育、良好营养、关注个性发展、提供安全的饮用水和居住环境、提供适宜的工作环境、婚姻生活咨询和性教育、遗传病普查、适宜锻炼和运动等措施,提高个体的身心健康水平来抵抗各种致病因子的侵入。健康促进也是公共卫生的重点工作,其广泛地开展有赖于健康教育的普及、社会安全的推进、个人健康信念及保健行为的落实等。

(二)二级预防

二级预防(secondary prevention),又称临床前期预防,关键是早期发现、早期诊断和早期处理健康问题,即"三早"预防。二级预防关注已有健康问题人群的健康,或预防并发症和残疾发生。因此,又称为发病学预防。具体措施包括病例筛查、疾病普查、健康检查、治愈性和预防性检查、传染病传播的预防、并发症和后遗症的预防,以及缩短功能紊乱的时间等措施。如子宫颈癌的筛检,35 岁以上成人定期测血压、空腹血糖、乳腺检查和 X 线片、孕妇的产前检查等。二级预防需要公共卫生机构、医院、基层卫生保健机构和家庭共同完成。

(三)三级预防

三级预防(tertiary prevention),又称临床期预防或病残预防,即积极治疗、预防并发症并采取各种促进身心健康的措施,以防止疾病进一步恶化和各种伤残,以达到最大可能地恢复健康,即把健康问题的严重程度压缩到最低限度。采取的措施包括推迟残障和促进康复两个层面。常用的措施包括采取适宜措施进行药疗管理以获得最佳治疗效果、适宜活动和体位以预防活动障碍、被动和主动锻炼以预防残疾、在康复过程中进行持续的督导以恢复最佳功能水平、指导病人在功能受限的情况下有成效地生活、为已康复的病人提供参与社会活动的机会等。

视频:疾病
的预防

四、健康与疾病的关系

健康与疾病是对立与统一的关系。二十世纪七十年代,有人提出"健康与疾病是连续的统一体"的观点,认为健康是相对的、是人们在不断适应环境变化的过程中的一种生理、心理和社会等方面相对平衡的状态,而疾病则是人的某些方面功能偏离正常的一种状态。健康不是绝对存在的,病也并非完全失去健康。

1. 健康与疾病在一定条件下可以互相转化　健康与疾病是从健康极佳到接近死亡时的健康极差的一种延续状态,二者之间存在"过渡形式",即所谓的"亚健康状态"。

2. 健康与疾病之间没有明确的分界线　在任何时候,一个人的健康总是相对的,没有完全的健康,即使是极佳的健康状态下仍然存在不健康的因素。健康与疾病在个体身上同时并存,即一个人可能在生理、心理、社会的某方面处于低水平的健康甚至疾病状态,但在其他方面却是健康的,如身残志坚,即一个人可将各方面进行调整,扬长避短,达到自己健康的最佳状态。

3. 健康与疾病是个不定的、动态的概念　每时每刻都在变化,因为它受发生在个人生活中的事件和个人生理过程的影响。

健康与疾病是矛盾的两个方面,正确认识健康与疾病的关系才能指导人们更好的预防疾病与促进健康。健康是人类生命存在的正常状态,是生活质量的支柱,是成就事业和生活幸福的前提和基础,是社会进步、经济发展、民族兴旺的保证,是人类最宝贵的财富。随着社会的发展,人们生活水平的提高,医学模式的转变以及疾病谱的变化,人类对健康与疾病内涵的认识不断深化。

第三节　健　康　促　进

1979 年美国卫生总署关于健康促进和疾病预防的报告《健康的人民》的发布,标志着健康促进的开始。1986 年 11 月,在加拿大渥太华召开的第一届国际健康促进大会和由此而发表的《渥太华宪章》是健康促进发展史上的一个里程碑。

一、健康促进的概述

(一)健康促进的概念

健康促进(health promotion)是健康教育的发展与延伸,随着人们生活方式和生活环境的不断改变以及全球卫生保健事业的不断发展,健康促进这一概念也在不断发展和深化之中。1986 年,WHO 提出:"健康促进是促使人们维护和提高其自身的过程,是协调人类与环境之间的战略,规定个人与社会对健康各自所负的责任。"

健康促进的核心是以健康教育为先导,以个人和社会对健康各自应有的责任感为动力,以行政、经济、政策、法规等手段为保证,以良好的自然和社会环境作后盾,强调个人和社会对健康各自所负的责任。动员卫生部门、非卫生部门以及全体社会成员的总体力量,干预和改变危害人们健康的生活方式和生活环境,促使人们消除危及健康的各种主客观因素,形成有益于健康的生活方式和生活环境,不断提高社会群体健康水平进而达到提高人类生命质量的目的。

(二)健康促进的内涵

1. 健康促进涉及整个人群健康和生活的各个层面,而非仅限于疾病预防。
2. 健康促进直接作用于影响健康的各种因素,包括生物、环境、心理、社会、行为及健康服务等。
3. 健康促进运用多学科、多部门、多手段来增进群体的健康。
4. 健康促进的工作主体不仅仅是卫生部门,而且是社会的各领域和各部门。
5. 健康促进强调个体、家庭、社区和各种群体积极地参与。
6. 健康促进是建立在大众健康的生态基础上,强调人与环境的协调发展。

(三)健康促进的特征

1. 健康促进是在组织、政治、经济、法律上提供支持环境,它对行为改变的作用比较持久,并且带有约束性。

2. 健康促进是客观的支持与主观的参与,两者缺一不可。前者包括政策和环境的支持,后者侧重于个人与社会的参与意识与参与水平。

3. 群众和社会参与是巩固健康发展的前提,而人群健康知识和观念是主动参与的关键。通过健康教育激发领导者、社区和个人参与的意愿,营造健康促进的氛围。因此,健康教育是健康促进的基础。

4. 疾病三级预防中,健康促进重点强调一级预防,即让人群避免暴露于各种行为、心理、社会环境的危险因素中,全面增进健康素质,促进健康。

（四）健康促进的原则

从影响健康的因素可知,维持和促进健康必须要个体、家庭、卫生保健部门、社会团体、社区和整个社会共同参与。WHO提出开展健康促进工作应遵循以下原则:

1. 关注全社会的人,涉及人们每日生活的全部内容,而不只是针对某种疾病的高危人群。这一原则也是许多公共健康项目的基点,如母婴健康项目。

2. 针对影响健康的决定性因素,如贫困和环境因素。

3. 采取多种方法和途径,如通信、教育、立法、财政措施、组织改革、社区建设以及有利于健康的各种民间活动。

4. 特别强调公众有效的参与,强调培养公众对自身健康负更大的责任,并授权社区促进健康的更大责任和控制影响健康的因素。

5. 卫生保健专业人员在健康促进中扮演重要角色。这意味着卫生保健人员将超越常规的"病人-提供者"的关系,而在一个更多变化的活动范围内,形成"参与-合作"的关系。

二、健康促进的策略

根据《渥太华宪章》,实施健康促进应采取五项策略。

（一）制定健康的公共政策

根据健康促进定义,健康促进已经超越了卫生保健的范畴,由于影响健康的因素既有个人和生物遗传因素,也有自然和社会环境以及卫生保健不健全的因素,因此,务必把健康问题提到各级政府和组织、各个部门的决策者的议事日程上。健康促进明确要求非卫生部门实行健康促进政策,其目的就是要使人们更容易作出更健康的选择。

（二）创造支持性的环境

环境是影响健康的第二大因素。因此,健康促进必须创造安全、满意和愉快的生活和工作环境,系统地评估快速变化的环境对健康的影响,以保证社会和自然环境有利于健康的发展,而创造良好的环境必须得到公共政策的支持。

（三）加强社区行动

社区民众有权利和责任决定其健康需要什么以及如何实现健康目标。因此,提高社区民众生活质量的真正力量是他们自己。充分发动社区力量,让其积极有效地参与卫生保健计划的制订和执行,控制社区资源,帮助他们认识自己的健康问题,并提出解决问题的方法。

（四）发展个人技能

实现最佳的健康状态关键在个人。因此,发展个人技能是个体健康的首要措施。它主要通过培训、提供健康信息、健康教育,并帮助人们提高作出健康选择的技能来支持个人和社会的发展。这样人们才能更好地控制自己的健康和环境,不断地从生活中学习卫生知识,有准备和适宜地应付人生各个阶段可能出现的健康问题,特别是慢性病和外伤。

（五）调整保健服务方向

单一的医疗服务对提高民众健康水平的作用是有限的,特别是在慢性病成为威胁民众健康和生命的首要因素的情况下。因此,必须改变卫生保健服务工作职能,促使其向提供健康促进服务方面发展,克服因长期重治疗服务而轻预防服务造成的医疗支出不断增加而效果较差的状况。例如,健康教育是医疗保健部门的一项极为重要的任务。调整保健服务方向需要积极推动和加强不同职能的保健队伍的建设。

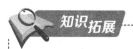

知识拓展

我国的健康促进社会组织

健康促进需要全社会的广泛参与,但医疗卫生保健部门及其成员是推动健康促进的核心力量。他们是健康促进的倡导者、发动者、组织者和实施者,引领全社会积极主动参与健康促进活动。随着我国社区卫生服务工作的开展,社区健康促进活动已经成为社区卫生服务的重点工作之一,社区医务人员成为推动健康促进活动开展的主力军。我国的健康促进社会组织如下:

1. 中国健康促进基金会　2006年成立,是由卫生部主管的全国公益性公募组织。其宗旨是募集资金,开展健康促进活动,推动健康促进事业的发展,为增强全民健康素质服务。

2. 中国健康促进与教育协会　1984年成立,主要任务是团结全国健康教育工作者,并且联系社会各界,发展和推动我国的健康促进与教育事业。其日常工作包括通过开展有关各项健康教育的公益事业、组织经常性的学术活动,以加强健康、医药卫生知识的传播,倡导健康文明的生活方式,促进公众合理营养,提高群众的健康意识和自我保健能力。

三、促进健康的相关护理活动

促进健康的相关护理活动是通过护士的努力,使公众建立和发展促进健康的行为,减少危害健康的行为,从而维护和提高人类的健康水平。

(一)危害健康的行为

危害健康行为(health-risky behavior)是指偏离个人、他人和社会的健康期望,客观上不利于健康的一组行为。

1. **不良生活方式与习惯**　生活方式(life style)是指在特定环境条件下的人,为生存和发展而进行的一系列日常活动的行为表现形式。不良生活方式则是一组习以为常、对健康有害的行为习惯,包括能导致各种成年期慢性退行性病变的生活方式,如吸烟、酗酒、缺乏运动锻炼、高盐(脂)饮食、不良进食习惯(如狼吞虎咽)等。不良的生活方式与肥胖、心血管系统疾病、癌症等疾病的发生关系密切。

2. **致病行为模式**　致病行为模式是导致特异性疾病发生的行为模式,国内外研究较多的是A型行为模式和C型行为模式。

A型行为模式是一种与冠心病密切相关的行为模式,其特征表现为雄心勃勃,争强好胜,富有竞争性和进取心。一般对工作十分投入,工作节奏快,有时间紧迫感。这种人警戒性和敌对意识较强,对挑战往往是主动出击,而一旦受挫就容易恼怒。有研究表明,具有A型行为者冠心病的发生率、复发率和死亡率均显著地高于非A型行为者。

C型行为模式是一种与肿瘤发生有关的行为模式,其核心行为表现是情绪过分压抑和自我克制,爱生闷气。有研究表明,C型行为者宫颈癌、胃癌、结肠癌、肝癌、恶性黑色素瘤的发生率高出其他人3倍左右。

3. **不良疾病行为**　疾病行为指个体从感知到自身患病到身体康复全过程所表现出来的一系列行为。不良疾病行为可能发生在上述过程中任何阶段,常见的行为表现形式有疑病、恐惧、讳疾忌医、不及时就诊、不遵从医嘱,甚至自暴自弃等。

4. **违反社会法律、道德的危害健康的行为**　吸毒、乱性等行为既直接危害行为者个人的健康,又严重影响社会健康和正常的社会秩序。如吸毒可直接产生成瘾行为,导致吸毒者身体极度衰竭,静脉注射毒品,还可能感染乙型肝炎和艾滋病等;混乱的性行为可能导致意外怀孕、性传播疾病和艾滋病等。

(二)促进健康的行为

促进健康的行为(health promoted behavior)指个体或群体表现出的客观上有益于自身和他人健康的一组行为。

1. **基本健康行为**　指日常生活中一系列有益于健康的基本行为,如合理营养、平衡膳食、适量休息睡眠、积极锻炼、饭前便后洗手等。

2. 保健行为　指正确合理地利用现有卫生保健服务,维护自身健康的行为。如定期体检、预防接种、患病后及时就诊、遵从医嘱、配合治疗等。

3. 避免有害环境行为　有害环境是广义的,包括人们生活和工作的自然环境以及心理社会环境中对健康有害的各种因素。以积极或消极的方式避开这些环境中的危害也属于健康行为。避免有害环境行为包括调适、主动回避、积极应付等。如离开污染的环境、采取措施减轻环境污染、积极应对那些引起人们心理应激的紧张生活事件等。

4. 戒除不良嗜好行为　以积极主动的方式戒除日常生活中对健康有危害的个人偏好,如戒烟、不酗酒、不滥用药物等。

5. 预警行为　通常指对可能发生的危害健康的事件先给予警示,从而预防事故发生并能在事故发生后正确处理的行为。如乘飞机或汽车时系安全带,溺水、车祸、火灾等的预防以及意外发生后的自救和他救行为。

6. 求医行为(health-seeking behavior)　指人觉察到自己有某种病患时寻求科学可靠的医疗帮助行为。如主动求医,真实提供病史和症状,积极配合医疗护理,保持乐观向上情绪等。

7. 遵医行为(medical compliance behavior)　指发生在已知自己确有病患后,积极遵从医嘱、配合医生、服从治疗的一系列行为。

8. 病人角色行为　病人角色行为有多层含义,如有病后及时解除原有角色职责,转向接受医疗和社会服务;在身体条件允许的情况下发挥"余热";伤病致残后,身残志坚,积极康复;以正确的人生价值观和归宿感对待病残和死亡。

（三）促进健康的护理活动

实施促进健康的护理活动,有利于个体和群体促进健康行为的建立。护士在促进健康活动中的任务不仅仅是解除病痛,延长病人的生命,更要努力提高病人的生存质量。

1. 开展健康教育　健康教育(health education)是指通过信息传播和行为干预,帮助个体和群体掌握卫生保健知识、树立健康观念、自愿采纳有利于健康行为和生活方式的教育活动和过程。其目的是消除或减轻影响健康的危险因素、预防疾病、促进健康和提高生活质量。健康教育的最终着眼点是促进个体或群体改变不良行为和生活方式。

2. 满足生理需要　从马斯洛的人类基本需要层次论出发,生理需要应是最先予以满足的。因此,首先必须做好生理护理,避免不良刺激,保证病人有良好的生理舒适感。一般包括:

（1）采取一定的措施减轻或消除病人的疼痛与不适,如保持病人舒适的体位、按医嘱适时应用止痛剂、松弛疗法、适量运动等。

（2）保证周围环境的安静,使病人有足够的休息和睡眠。

（3）根据病人的具体情况,满足其饮食、饮水、排泄等方面的需要。

3. 做好心理护理　人是生理、心理、社会、精神、文化的统一整体,其各个方面不能相互割裂独立存在,而是相互联系、相互依赖、相互作用,从而形成完整和使人获得最佳的健康状态。心理护理的任务就是了解病人的心理活动规律和反应特点,针对病人的心理活动,采用一系列良好的心理护理措施,以影响病人的感受和认识,改变病人的心理状态和行为,帮助病人适应新的人际关系以及医疗环境,尽可能为病人创造有益于治疗和康复的最佳心理环境状态,使其早日恢复健康。如护士应运用良好的沟通技巧,进行心理疏导,鼓励病人宣泄,帮助病人认识生存的价值,树立正确、豁达的健康观。

4. 提供社会支持　充分发挥病人社会支持系统的作用,支持不只是物质上的,还包含精神上的、心理上的各种有形、无形的帮助。例如,鼓励病人家属及与其有重要关系的人经常探望和陪伴病人,给予病人更多的温暖和支持,使其获得感情上的满足感,对病人进行身心两方面的护理。

第四节　健 康 教 育

健康是人的基本权利,也是社会与经济发展的重要基础。健康与个人、家庭乃至全社会的生存质量和幸福息息相关。WHO 提出了"人人为健康,健康为人人"的全球战略目标,而健康教育是实现这一目标的重要策略之一。随着医学模式的转变和护理观念的更新,护理工作的核心不仅是解除疾病

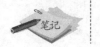

所带来的痛苦,更重要的是通过健康教育以达到预防疾病和促进健康的目的。因此,护士学习有关健康教育的基本知识,可以帮助其在工作中更好地选择健康教育的方法与途径,不断提升健康教育的能力。

一、健康教育的概述

(一)健康教育的概念

健康教育(health education)是通过社会教育活动传播健康知识和技能,全面提高公民的健康素养,帮助人们树立健康观念,形成健康的行为,从而达到最佳的健康状态。

健康教育是一项有计划、有目的、有评价的社会教育活动。该教育活动是通过信息传播和行为干预等手段,帮助个体和群体掌握卫生保健知识,树立健康观念,自愿地改变不良健康行为和生活方式,消除或减轻影响健康的危险因素,从而达到预防疾病、促进健康的目的。健康教育关注的是行为问题,核心问题是促使个体和群体改变不健康的生活方式,本质是教育个人、家庭和社区,使其对自己的健康负责,并对他人产生积极影响。

健康教育与健康促进的区别

(二)健康教育的意义

1. 健康教育是实现初级卫生保健的需要 "人人享有卫生保健"是全球卫生战略目标,初级卫生保健是实现这一目标的基本途径和策略,而健康教育是初级卫生保健八项要素之首。《阿拉木图宣言》指出"健康教育是所有卫生问题、预防方法及控制措施中最为重要的,是能否成功实现初级卫生保健任务的关键。"

初级卫生保健的任务

初级卫生保健的任务分为四个方面、八项要素。

(一)四个方面

1. 健康促进。

2. 预防保健。

3. 合理治疗。

4. 社区康复。

(二)八项要素

1. 对当前主要卫生问题及其预防和控制方法的健康教育。

2. 改善食品供应和合理营养。

3. 供应足够的安全卫生水和基本环境卫生设施。

4. 妇幼保健和计划生育。

5. 主要传染病的预防接种。

6. 预防与控制地方病。

7. 常见病和外伤的合理治疗。

8. 提供基本药物。

2. 健康教育是提高人群自我保健意识和能力的需要 随着我国疾病谱的变化,与不良健康行为、生活习惯、环境等因素密切相关的慢性病成为威胁人们健康的主要因素。健康教育可以使人们了解和掌握自我保健知识,培养人们的健康责任感,自觉地采纳有益于健康的行为和生活方式,提高个人的自我保健能力。同时可以明确政府及社会对健康应负的责任,使公众能做出有利于健康的选择,更有效地维护自身的健康和生存环境。

3. 健康教育是节约医疗卫生资源和提高效益的需要 各国的健康教育实践充分证明,人们只要改变不良的行为方式和生活习惯,采取有益于健康的行为,就能有效地降低疾病的发病率和死亡率,减少医疗费用。健康教育的成本投入所产生的效益,远远大于高昂医疗费用投入所产生的效益。健康教育是一项投入低、产出高、效益好的投资行为,是节约卫生资源,提高人们健康水平的有效措施。

（三）护士在健康教育中的作用

健康教育的目的是鼓励公众采取和维持健康的生活方式,利用现有的卫生资源改善其健康状况和生活环境,通过健康教育帮助服务对象达到预防疾病、促进健康、维持健康和恢复健康的目的。护士在健康教育中的作用包括:

1. 为服务对象提供有关健康的信息　健康教育的服务对象是整个社会人群,可以是个体,也可以是群体;可以是健康人,也可以是病人。护士应根据服务对象的特点和需要,为其提供有关预防疾病、促进健康的信息,唤起人们对自身及社会的健康责任感,使其投入到健康教育和健康促进活动中,提高公众的健康水平。

2. 帮助服务对象认识影响健康的因素　影响健康的因素多种多样。护士应帮助人们认识危害健康的不良行为习惯、生活方式及环境因素,根据个体、家庭、社区的具体情况,有针对性地教育人们保护环境,鼓励人们保持健康的生活方式和行为习惯,提高人群的健康素质。

3. 帮助服务对象确认存在的健康问题　护士通过对个人、家庭、社区健康状况的全面评估,帮助服务对象判断其现存和潜在的健康问题,通过健康教育,协助他们解决问题,恢复和保持健康。

4. 指导服务对象采取健康的行为　护士通过健康教育为服务对象提供保健知识和技能,帮助他们解决自身的健康问题,从而提高人群的自我保健能力。如教育儿童正确的刷牙方法和预防龋齿的知识,教会女性自我检查乳房的方法,为老年人举办健康生活讲座等。

5. 开展有关健康教育的研究　健康教育在我国还是一门年轻的学科,需要不断地完善和提高。护士是卫生保健工作的重要成员,是健康教育的主力军。因此,针对不同人群、不同领域,加强对健康教育的方法与手段的研究,提高健康教育的成效也是护理工作者义不容辞的责任。如针对不同疾病病人的健康教育,不同职业人群的健康教育,不同年龄阶段的健康教育;针对城市、农村、学校、工厂等不同社区的健康教育;针对不同领域的健康教育,如环境保护的健康教育、心理卫生的健康教育、生殖健康教育、滥用药物的健康教育以及死亡的健康教育等。

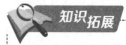

知识拓展

花 1 元钱给健康教育,可节省 100 元的抢救费

"九五"国家重点攻关项目《社区人群的高血压防治》研究得出科学结论:花 1 元钱给健康教育,可节省 100 元的抢救费。在中国,1 元的健康教育投资可节省 8.59 元医疗费用,投资效益比是 1:8.59;而临床实践表明,若到了疾病的中晚期,由于治疗费用呈几何级数增长,这个比例则变成 1:100。

美国疾病控制中心研究指出"只要少量的卫生资源投入到改善人们不良生活方式的健康教育与健康促进中,其成效就是巨大的"。如美国男性公民不吸烟、不过量饮酒,其期望寿命可延长 10 年,而每年数以千亿美元的临床医疗技术的投资却难以使全美人口平均期望寿命增加一年。

二、知-信-行模式

健康教育相关理论与模式是健康教育活动的指南,可以帮助理解、分析行为变化的过程,是评估健康需求、实施健康教育计划、评价健康教育效果的理论框架。各国学者提出了多种健康教育理论模式,应用较多的模式有知-信-行模式、健康信念模式、格林模式等。

1. 知-信-行模式概述　知-信-行模式(knowledge-attitude-belief-practice,简称 KABP 或 KAP)即知识、信念和行为的简称。该理论提出了知识、信念和行为之间的递进关系,将人们行为改变分为获取知识、产生信念和改变行为三个连续的过程。"知",是指对疾病或危害健康的相关知识的认知和理解。"信",是指对已获得的相关知识的信赖,对健康价值的态度。"行",是指在健康知识、健康信念的动力下,产生有利于健康的行为。该理论认为知识是行为改变的基础,信念和态度是行为改变的动力。只有当人们了解并掌握了有关健康的知识,建立起积极、正确的信念和态度时,才有可能改变危

视频:知-信-行模式

笔记

害健康的行为,形成有益于健康的行为。

2. 知-信-行模式在健康教育中的作用 按照知-信-行模式开展健康教育活动,首先要将知识传播给学习者。例如进行预防艾滋病健康教育,首先要通过多种方式,将艾滋病的病因病理机制、传播途径、预防方法、严重危害以及全球蔓延趋势等信息传授给学习者,使其认识这种疾病的危害。其次要帮助学习者确立正确的信念,知识必须转变成信念才能支配人的行动。以预防艾滋病为例,只有当人们接受了有关艾滋病的知识,并意识到它的危害性,通过思考增强对保护自己和他人健康的责任感时,才会产生预防艾滋病的心理需要,确信杜绝艾滋病传播的行为,能预防艾滋病。在这样的信念支配下,方能产生预防艾滋病的积极态度,摒弃相关的危险行为,达到健康教育的目的。

人们从接受知识到改变行为是一个漫长而复杂的过程,知、信、行三者之间只存在因果关系,并没有必然性。当一个人的信念确立以后,如果没有坚决转变的态度,改变行为的目标也不会实现。例如人们都知道吸烟有害健康,但却有许多人甚至包括知识分子、医务人员长期吸烟,还明确表示反对自己的后代吸烟,而自己却难以有戒烟的行动。可见只用知-信-行理论模式指导健康教育,实际工作的效果是受诸多因素限制的。

健康信念模式

格林模式

三、健康教育的原则和方法

健康教育是一项复杂的、系统的教育活动,必须遵循一定的原则、方法和科学的程序,才能达到教育的目的,促使个体和群体改变不健康的行为和生活方式。

（一）健康教育的基本原则

1. 科学性和可行性原则 健康教育内容的科学、正确、详实是达到教育目的的首要环节。健康教育的内容必须有科学依据,引用的数据要可靠无误,举例应实事求是,不可夸大一些药品、食品以及锻炼方法的效果,同时应注意及时摒弃陈旧过时的内容并运用新的科学研究结果;实施健康教育必须建立在符合当地的社会、经济、文化及风俗习惯的基础上,否则难以达到预期的目的。人们的许多不良行为或生活方式受社会习俗、文化背景、经济条件、卫生服务等影响,如居住条件、饮食习惯、工作环境、市场供应、社会规范等。因此,健康教育必须考虑到以上的制约因素,以促进健康教育目标的实现。

2. 启发性和通俗性原则 健康教育不能靠强制手段,而应通过启发教育,让人们理解不健康行为的危害性,形成自觉的健康意识和习惯。为了提高教育效果,可采取多种启发性教育活动,如用生动的案例,组织同病种病人交流经验与教训,其示范和启发作用比单纯的说教效果更好;开展健康教育工作时,尽量使用大众化语言,采取学习者易于接受的通俗易懂的语言。如在讲解健康知识时,对于儿童可使用形象生动的比喻和儿化语言;对于文化层次较低的群体尽量使用当地的俗语,可以帮助其更好地理解。

3. 规律性和直观性原则 健康教育要遵照不同人群的认识、思维和记忆规律,由简到繁、由浅入深、从具体到抽象地进行。学习是一个循序渐进的过程,拟订教育计划时应注意学习的重复性和学习效果的累积性,注意再次学习内容应该建立在上一次学习的基础之上,且每次的教学内容不宜安排过多,逐渐累积才能达到良好的学习效果;许多健康知识抽象,理解难度较大,运用形象直观的现代技术手段,如影像、动漫等,可以生动地展示教学内容,有利于提高人们的学习兴趣和对知识的理解。

4. 针对性和适用性原则 健康教育对象的年龄特征、健康状况、学习能力等千差万别,对卫生保健知识的需求也不尽相同。因此,在实施健康教育之前,要全面评估他们的学习需要,在此基础上制订出有效可行的教育计划。例如对糖尿病病人应重点讲解糖尿病的饮食护理和尿糖检测方法;对高血压病人应重点讲解血压的测量和观察的相关知识;在实施健康教育时,还应根据不同人群的特点,采用不同的教育方法,设计与教育对象年龄、性别、爱好、文化背景等相适宜的教学活动。例如老年人,由于记忆力、听力和视力都有不同程度的下降,所以在实施健康教育时应注意重复和强化。

5. 合作性和行政性原则 在卫生保健服务中,要求个人、家庭、社区、卫生专业人员、卫生服务机构和政府共同承担健康促进的责任,才能成功实现健康教育的目标。因此,健康教育活动不仅需要教学对象、教学者的参与,也需要动员社会和家庭等支持系统的合作参与,如父母、子女、同事、朋友等的支持配合,以帮助学习者采取健康行为;健康行为并非完全是个人的责任,政府部门的领导与支持是推动全民健康促进活动最重要的力量。医疗卫生部门的作用已经不仅仅局限于提供临床与治疗服务，开展健康教育和健康促进活动也包含在整个医疗卫生计划内，应安排专人、专项经费有效地推动健康教育的开展。

（二）健康教育的程序

健康教育是一项系统的工程，包括评估教育需求、设立教育目标、制订教育计划、实施教育计划、评价教育效果五个步骤。

1. 评估教育需求　评估教育需求是指收集学习者的有关资料和信息，进行整理、分析，对他们的教育需求做出初步的估计。评估的内容主要包括学习者的学习需求、学习能力、教学资源和教育者的准备情况等。

（1）评估学习需求：在进行健康教育前，需要了解学习者的基本情况，包括健康状况、社会文化背景和心理状态，如职业、信仰、文化程度、工作环境、生活方式、行为习惯、经济条件以及对健康教育的兴趣和态度等，判断学习者对健康知识和健康技能的缺乏程度，确定健康教育的主要内容。不同个体教育内容有所不同，例如对产妇教育内容重点是产褥期保健、新生儿喂养及护理；对等待手术病人重点是帮助其解除对手术的恐惧，积极配合术前准备；对脑血管疾病后遗症病人教育重点是功能锻炼的意义和方法。

（2）评估学习能力：了解学习者的年龄、听力、视力、记忆力、反应能力等，以便选择适宜的学习方法和内容。例如对视力下降者可采用讲解式教育；对听力障碍者可采用演示、图片等方式；对小儿以讲故事、做游戏、看动画片等方式；对记忆力、反应能力下降者应耐心、细致，做到反复、强化；对有剧烈疼痛、身体不适、疲乏等情况的病人，可适当推迟健康教育的时间或简单交代重点事项，待病人状况好转后再进行。

（3）评估教学资源：评估达到健康教育目标所需要的时间、参与人员、教学环境、教学资料及设备等。

（4）评估准备情况：在进行健康教育前，教育者应对自己的准备情况进行评估。其包括计划是否周密、备课是否充分、教具是否齐全、对象是否了解等，以指导自己做好充分准备。

2. 设立教育目标　目标是行动的指南，明确健康教育的具体目标有助于教育计划的实施，也是评价教育效果的依据。

（1）目标应具有针对性和可行性：要充分考虑学习者的学习能力、学习需求等，使所定目标切实可行。

（2）目标应具体、明确和可测量：目标应表明具体需要改变的行为、达到的程度及预期时间等。目标越具体、明确、可测量，越具有指导性。如实施戒烟的目标，可以明确到每天减少2支烟。

（3）目标应以学习者为中心：制订目标时要充分尊重学习者的意愿，通过共同商讨，达成共识，有利于调动学习者的主观能动性，取得较好效果。

3. 制订教育计划　计划是为了实现教育目标而制订的详细措施和步骤。计划可以使工作变得井然有序，减少不确定性和变化的冲击，同时计划也是一种协调，可以减少重复与浪费。因此，一个好的计划是实现目标的行动纲领。

教育内容必须以教育目标为导向，适合学习者的年龄特点、学习能力和学习需求。制订计划时要列出实现计划所需的各种资源，可能遇到的问题和障碍，找出相应的解决办法，确定计划完成的时间。一份完整的教育计划应以书面形式表达出来，包括参加人员、教学内容、具体时间、地点、方法、进度、所需设备、资料等都应有详细的说明。

4. 实施教育计划　实施教育计划就是将计划付诸实践的过程。在实施计划前，应对参加健康教育的人员作相应的培训，使其详细了解教育目标和具体任务。在实施计划过程中，要与学习者建立和谐的人际关系，创造轻松、愉快的学习环境；要及时了解教育效果，实施过程中定期进行阶段性的小结和评价，根据需要对计划进行必要的调整，以保证计划的顺利进行。

5. 评价教育效果　评价教育效果是将健康教育结果与预期教育目标进行比较的过程。评价的目的在于及时修改和调整教育计划、改进教学方法、完善教学手段，以取得最佳的教育效果。健康教育效果评价分为阶段评价、过程评价和结果评价。评价的内容包括所提供的健康教育内容是否为公众所需要的,教学目标及计划是否切实可行,教育计划是否得到有效执行,是否达到教学目标,是否需要修订教育计划等。

（三）健康教育的方法

健康教育的方法有多种,工作中可根据教育目的,针对不同的学习者,选择相应的方法。

1. 专题讲座法　专题讲座是一种比较正式、传统和最常用的健康教育方式,一般由专业人员对有关健康的某个专题进行讲授,以语言讲授为主,配合文字资料、视频、图片等,将信息传达给学习者。如针对高血压病的预防保健知识进行讲座。这种方式容易组织,适用于除儿童以外的各种大小团体,能在有限的时间内,将知识传授给许多人。但是该教学方法是一种单向性思想传递方式,教学效果与讲授者个人的语言素养关系较大,如果听众多,讲授者无法与听众进行良好的沟通,不能充分照顾听众的个别差异。为了提高教学效果,讲授者应针对听众备课,预先了解接受教育者的人数、受教育程度、职业等;选择适宜的教学环境,安静、光线充足、温湿度适宜和教学音响设备良好;注重讲授技巧,最好配以视频、图片等;把握好授课时间,提高教育效果。

2. 小组讨论　讨论法主要是针对学习者的共同需要,或存在的相同健康问题,以小组或团体的方式进行健康信息的沟通及经验交流。讨论法使学习过程变被动为主动,大家就共同关心的问题展开讨论,各抒己见,有利于提高学习兴趣,加深对问题的认识和理解,促使态度或行为的转变。参加小组讨论的人员以不超过 20 人为宜,尽量选择年龄、健康状况、文化程度等相似的人组成同一小组。在讨论过程中,主持者应注意调节气氛,适时予以引导、提示、鼓励和肯定,在结束时对讨论结果进行简短的归纳和总结。

3. 角色扮演法　角色扮演法是一种通过行为模仿和行为替代来影响个体心理过程的方法。通过制造或模拟一定的现实生活场景,使教学内容剧情化,由学习者扮演其中的角色,使之在观察、体验和分析讨论中理解知识,受到教育。此法适用于儿童和年轻人。特点是受教育者参与性强,通过角色扮演后的讨论,能让有关人员获取较牢固的知识。

4. 个别会谈　个别会谈是指健康教育者根据学习者已有的知识经验,借助启发性问题,通过口头问答的方式,引导学习者比较、分析、判断来获取知识的教学方法。它常用于家庭访视、保健门诊、卫生所诊治病人时,是一种简单易行的健康教育方法。会谈时应注意与学习者建立良好的关系,及时了解其存在的困难和问题,以便实施正确的健康教育。

5. 阅读指导法　阅读指导法是由健康教育者指导学习者阅读一些书面材料,如保健书籍、报刊、传单、小册子等,从中获取健康知识。这种方法不受时间、空间限制,资料保存时间长久,有一定阅读和理解能力的人均可接受。准备资料时可适当配以图表、照片等可视性强、色彩明亮、对比适度的材料以帮助理解,儿童采用卡通图片效果更佳。

6. 示范法　示范法由健康教育者演示某项操作技术,并详细讲解该项操作的步骤及要点,然后在教育者的指导下让学习者模仿、练习,在结束时让学习者表演,以便了解和评价掌握的情况。该方法适用于教授操作技术或技巧,使学习者有机会将理论应用于实践,并获得某项技巧与能力,如高血压病人自己测量血压。

7. 实地参观法　实地参观法是根据教学目的,组织学习者到实际场景观察某种现象,以获得感性知识的教学方法。如带领孕妇实地参观产房,以降低初产妇对分娩的恐惧感;组织术前病人会见术后恢复较理想的病人,以增强病人对手术治疗的信心。组织参观前应做好充分的准备,参观时要告知参观者参观的目的、重点及注意事项,参观时间要充裕,让学习者随时提问,参观后应配合讨论,以达到教育目的。

8. 视听教学法　视听教学法是采用图表、模型、标本或录像、电视、电影、广播及计算机辅助教学等视听材料,进行健康教育的方法。这种方法内容形象、生动,能激发学习者的学习兴趣,教育效果好。图表、模型的展示可以在农村、街道、病房等地,时间可长可短。视听教学既可针对个体,也可针对群体,但是成本较高,需要一定的设备和经费保障。

上述教育方法各有特点,护士可以根据情况采用一种或几种方法综合利用。在健康教育中,灵活的教育方法和娴熟的教育技巧是顺利开展健康教育的保证。

健康教育对于提高人们健康素质,实现初级卫生保健,促进国家卫生事业发展具有重要意义。健

视频:健康
教育的方法

康教育是一项需要各级组织、政府为组织者,医务人员为骨干,全民共同参与的系统工程。健康教育既是一门技术,更是一门科学,需要在实践中不断研究、发展和完善。

(侯玉华 魏娜)

思考题

1. 如何正确理解健康与疾病? 健康与疾病受哪些因素的影响?
2. 你能说出近年来我国医疗卫生政策的变化吗? 请结合健康促进的原则与策略加以分析。
3. 影响个人信念的因素有哪些? 请结合知-信-行模式解释为何戒烟难度大?
4. 护士在健康教育中能发挥什么作用? 结合你的认识阐述如何开展健康教育?
5. 如何认识健康促进与健康教育的关系? 试举例说明。

思路解析

扫一扫,测一测

第三章　护士与病人

1. 掌握病人角色特征,常见角色适应不良和心理反应,促进病人角色适应的措施,指导病人适应病人角色。
2. 掌握护士基本素质,护士角色的特征。
3. 掌握护患关系性质、基本模式、护患关系的基本过程。
4. 熟悉影响病人角色适应的因素。
5. 熟悉护患关系的影响因素。
6. 了解角色的概念及特征。

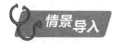

情景描述

　　王阿姨,60 岁,因多饮、多食、多尿,伴体重减轻而来门诊求治,被以"糖尿病"收入院。护士小黄面带微笑、轻步上前,"您好! 请问您叫什么名字?"在得到王阿姨的确认后,护士小黄说"我是您的责任护士黄××,您就叫我小黄吧,现在我扶您到病室。"小黄挽住王阿姨手臂,将其引入病室。"阿姨,您先躺下来休息,已通知负责您的医生,很快就会过来给您诊查。"小黄热情的态度、亲切的语言给王阿姨留下良好的印象。通过交流小黄了解到王阿姨起初认为自己能吃能喝,病情轻,无需住院,且缺乏疾病的防治知识。小黄根据病情与王阿姨及家属商讨并制订了切实可行的护理方案,王阿姨及家属对小黄的工作非常满意,并能积极配合治疗护理。

　　请思考:

1. 小黄工作中体现了护士哪些素质?

2. 是什么因素导致王阿姨不能适应病人角色?

3. 护士小黄和王阿姨之间属于什么关系? 两者之间应如何建立和谐的关系,并得以良性发展?

　　护理工作是护士与病人为了达到医疗护理的共同目标而发生的互动过程。在这个互动过程中,病人需要护士给予提供帮助,护士需要病人协作配合工作,病人与护士之间需要建立良好的护患关系。因此,在这个特定环境中,护士与病人是两个重要角色。护患双方不同的文化背景、人格特征和社会地位等因素,会影响护士与病人之间的关系和护理工作的顺利开展,进而影响病人疾病的康复。因此,作为护士必须认识和了解护士与病人的角色及其功能,建立和发展良好和谐的护患关系,以帮助病人促进、维持和恢复健康。

第一节 角 色 理 论

社会的发展必定促进某一角色的要求不断改变,以适应社会的不断进步。每个人在成长发展过程中扮演着多种角色,为了更好地承担和发展新角色,护士必须了解有关角色理论,并能运用角色理论指导护理执业全过程。

一、角色概念

角色(role)一词源于戏剧舞台演出用的术语,指影视剧中的人物。其含义为处于一定社会地位的个体或群体,在实现与这种地位相联系的权利与义务中,所表现出来的符合社会期望的模式化行为。换言之,角色是一个人在某种特定的场合下的义务、权利和行为准则。

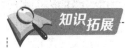

知识拓展

社会角色一词由来

角色,又称社会角色。1936 年美国人类学家林顿(Linten R)在《人的研究》一书中提出社会角色这一词,后被广泛地运用于分析个体心理、行为与社会规范之间的相互关系,成为社会学、社会心理学、护理学中的专门术语。

角色是对一个人在特定社会系统中,一个特定位置的行为期望与行为要求,表明一个人在社会结构和社会制度中的特定位置、相应权利和担负责任。

社会角色所具有的行为规范要经过角色的学习过程来形成,并指导其行为。如护士角色是由护生在校接受护理教育和护理实践而获得,在护理职业岗位中应按护士的行为规范来约束自己的行为。

二、角色特征

(一)角色具有多重性

任何一个人在社会中总是承担多种社会角色。这种多种角色集于某一个体时,该个体所处的位置,又称角色集或复式角色。例如,一位女性,在家庭中可以同时是女儿、妻子、母亲的角色;在工作岗位上可以是护士、教师等;在社会上还可是顾客、游客、乘客等。但每个社会成员在其角色集中,最主要承担的角色是与职业和家庭相关的角色。

(二)角色具有互补性

不同角色在其特定的社会环境中总是与其他角色相互依存,在完成某一角色时,必须要有一个互补的角色存在。如要完成教师角色,必须要有学生角色的存在;要完成护士角色,必须要有病人、医师等角色的存在。而这些互补的角色,统称为角色丛。

(三)角色行为由个体完成

社会对每一角色均有"角色期待"。角色期待是社会对个体所处的角色地位,应具有的态度、行为方式等寄予的要求和期望。如护士应具有的职业素质和职业道德等。每一社会角色都应认知其自身的角色行为规范准则,并自觉地使自身角色行为与社会角色期待相符合。

三、角色转换

角色转换(role transition)指个体承担并发展一种新角色的过程。每个人的人生成长发展过程中,不同时期、不同空间里可同时担任多种角色。不同角色,担负不同责任,表现不同功能。在这个发展过程中,个体必须了解社会对角色的期望,并通过不断的学习、实践和改变自身的情感行为,使自己的行为逐步符合社会对个体新的角色期望,最终有效完成角色的转换。

第二节 病 人 角 色

病人角色(patient role)是指社会对一个人患病时的权利、义务和行为所期望的行为模式。一般被认为是"由于某些原因引起生理、心理的变化或阳性体征出现而导致个体行为变化且得到社会承认的人"。每个人患病后都会从不同的社会角色进入病人角色。

病人是各式各样社会角色中的一种,有其特定的社会行为模式、特定的权利和义务。在护理职业岗位中,护士应善于分析和判断病人角色,针对病人角色特征和角色适应情况,提供帮助和满足病人角色适应的各种需求,促进病人尽快完成角色转变,以利于其配合治疗,早日康复。

一、病人角色特征

(一)社会角色职责的免除或部分免除

患病的人可以免除或部分免除其正常生活中的社会角色所应承担的义务和责任,即可从正常的社会角色中解脱出来。免除的程度取决于疾病的性质、严重程度、病人的责任心,以及病人所得到的支持系统的帮助。

(二)对其陷入疾病状态没有责任

患病是个体无法控制且不以人的意志为转移的,人对其自身生病的状态是无能为力的。因此,病人对其陷入疾病状态是没有责任的,他们需要受到照顾,也有权利获得帮助。但因行为不良导致的疾病除外。

(三)具有恢复健康的义务性和主动性

疾病常使病人处于不适、痛苦、伤残,甚至死亡等极度紧张、恐惧状态中。社会期望每一个成员都健康,并承担应尽的责任,大多数病人都期望早日恢复健康。因此,病人有恢复健康的义务和责任,并为之主动做出各种努力。

(四)配合医护治疗疾病的协作性

患病后个体会主动寻求医护人员的专业知识、技术帮助和从亲属、朋友处获得情感上的支持,以促使健康恢复。在疾病治疗和护理过程中,病人必须与医务人员合作,严格遵守治疗和护理原则,积极协助治疗。如遵医嘱按时服药、休息、治疗、适当运动锻炼等。

二、病人角色适应

(一)角色适应概念

一个人患病后,由社会角色过渡转变成社会对其所期望的病人行为模式,或随着疾病恢复使其从病人角色又过渡转回原有社会角色。在角色过渡转变的过程中,病人必将发生心理和行为上的变化以适应其角色转变,即为角色适应。

(二)角色适应不良

任何个体在患病前都是一个健康的人,在社会中承担着多重角色。当生病后,从生病前的常态向病人角色转化或从病人角色又转变回社会角色时,都有一个角色适应过程。在这个适应转变过程中,如果适应不良,往往导致病人心理和行为的改变,并进一步影响其健康和生活。具体表现如下:

1. 角色行为缺如 指患病的人没有进入病人角色,否认自己是病人。病人往往自我感觉良好,或认为医生诊断有误,不能很好地配合治疗和休息,或有的病人采取等待观望的态度,认为症状还没严重到需要治疗的程度,这些情况均易导致延误疾病的诊治。如一父亲有多饮、多食、多尿,伴体重减轻等症状,但他个人认为自己能吃、能喝,又能睡,没什么大碍,拒绝家人送去求医。

2. 角色行为冲突 指病人在适应病人角色过程中,与患病前原有的各种角色发生心理冲突所引起的行为矛盾,是一种视疾病为转折的心理表现。常表现为病人不能接受病人角色、烦躁不安、焦虑、茫然或悲伤等情绪反应。如一位母亲因自己生病而无法照顾孩子的生活、学习,造成的母亲角色和病人角色冲突。

3. 角色行为强化 指病人安于病人角色现状,对自我能力表示怀疑,自信心减弱,对疾病将要恢复后所承担的社会角色责任感到恐惧不安,产生依赖心理。另外,生病使病人具有病人的权利,所以病人往往希望继续充当病人角色,以能享受这种"特权"。这是角色适应中的一种变态现象,常见于老年人或慢性病病人易出现此种行为改变。如骨折病人康复阶段需进行各种功能锻炼,病人对简单的锻炼常表现出畏惧、困难、疼痛等,日常生活难以自理,依赖于护士和家属的帮助,即属于角色行为强化。

视频:病人角色适应不良

4. **角色行为消退**　指病人已适应病人角色,但由于某种原因,使其又重新承担起原有的社会角色,而放弃了病人角色。如患病的母亲因孩子生病需要照顾而放弃病人角色,承担起原有的母亲角色。一位住院的儿子,会因突发脑卒中的老母亲而放弃病人角色,承担起"孝子"的角色。

5. **角色行为异常**　指久病、危重病人及难治之症等病人,因受疾病折磨常有攻击性言行、悲观、厌世甚至自杀、他杀等异常行为表现。如一癌症病人,因健康恶化和经济负担的双重压力,使其表现出自卑、绝望、封闭、拒绝治疗,对医疗护理工作的不满,对医护人员的质问、辱骂、甚至殴打医护人员等,时常哭闹、毁物、多次自杀等行为。

(三)角色适应常见的心理反应

个体生病后,正常的生活、工作规律和程序遭受破坏及个体对病痛的体验等冲击着病人的内心世界,影响其心理状态,改变其对周围事物的感受和态度,从而出现各种心理反应。常见有以下几种:

1. **焦虑、恐惧**　表现为情绪紧张、易激怒,程度分为轻、中、重和极重。轻度焦虑一般对病人影响不大,中、重度焦虑会产生很大的精神、心理压力,并伴有相应的行为表现。人患病后往往会产生恐惧心理,如害怕疼痛、残疾、被遗弃、死亡等,大手术、大出血、临产初产妇、病情危重、儿童等病人更易产生恐惧心理。

2. **主观感觉异常**　病人对周围的声、光、温湿度及自身症状都很敏感,表现为责怪环境不清洁、病房条件不好、饮食不好、正常心跳和胃肠活动也被认为心悸或消化不良等。

3. **情绪不稳定**　病人情绪不稳定,遇事易激动,对轻微刺激异常敏感,与家人、室友,甚至医护人员发生冲突。表现为易冲动、发怒、悲伤和落泪。如慢性病长期折磨使病人耐受性降低,怨恨、冷漠、暴躁、难以控制情绪等。

4. **孤独感增强**　由于住院、卧床或传染病隔离等使病人与外界隔绝,环境陌生、信息减少、亲情需求得不到满足,病人度日如年,产生强烈的孤独感。

5. **自尊心增强**　患病后由于需要的满足出现障碍,使病人自尊心更加强烈。既要求别人加倍关心,又认为被关照意味着自己无能。尊重得不到满足,则心情沮丧,自我价值感丧失。

6. **依赖性增强**　患病后的病人往往成为人们关心和帮助的中心,受到格外的照顾,无形中使病人变得软弱无力、依赖性增强。表现为小心翼翼、畏缩不前、自信心下降,行为幼稚,被动性加重。

7. **猜疑心加重**　病人对周围的人和事特别敏感,表现为多疑和矛盾行为。既不相信别人,又要向别人询问许多问题,内心巨大恐惧,保持警觉状态。如既想了解疾病有关信息,又对所听到的解释持怀疑态度,甚至曲解别人意思。看到或听到别人在低头私语,认为是在议论自己。对医生的话反复思考,疑心诊断有误、治疗不当等心理反应。

8. **习惯性心理**　习惯性心理不能使病人立即适应环境的变迁和状态的改变。患病初期往往不能接受患病事实,否认有病,怀疑诊断有误;疾病康复后又认为没有完全恢复,需继续观察治疗,担心出院后病情恶化,产生不安和不能适应正常的家庭生活。

9. **害羞与罪恶感**　有些不易被社会所接受的疾病,如艾滋病、性病等病人,常产生害羞和罪恶感。就医时言行异常,表现吞吞吐吐、欲言又止、不愿暴露就诊部位等。

三、影响病人角色适应的因素

(一)疾病因素

疾病的性质、症状和严重程度均会影响病人的角色适应。疾病的性质对病人来说极为重要,症状可见与否影响着病人的就医与角色适应。明显的症状体征(如骨折、外伤出血)易促使人们迅速就医,并很快进入病人角色。对不显著症状(如乏力、消化不良)则漠不关心和漠视,不易进入病人角色。

疾病预后情况和预期病程也是病人关注的影响因素,如病人觉察病情严重,将会影响到生活质量

笔记

时,通常会立即寻求医护帮助,易于适应病人角色,并使自己行为与病人角色指定的行为相符合。反之,病人会淡化角色行为或延滞进入病人角色。

（二）医院环境

医院规章制度对病人来说,既是为其获得良好医护治疗的保证,又是对其行为及生活方式的约束。约束其随心所欲的行为习惯和意愿行事,由于不能广泛与外界接触等,都会影响病人角色适应。如住院病人因受医院环境、室友氛围的影响,比没有住院的病人更容易适应病人角色。

（三）病人特征

1. 年龄、性别和性格　老年病人角色易强化,希望通过病人角色引起别人的关注。女性病人易引起角色行为的冲突、强化、消退。个性坚强者对疾病反应平静或强烈否认、拒绝。

2. 文化程度与生活习惯　文化水平较低者对病人角色相对淡漠些。生活环境的改变和疾病、药物、治疗的需要约束和改变其生活习惯,病人往往无法适应角色。

3. 事业和家庭经济状况　患病需就医诊断治疗,不但工作受到影响,也增加家庭经济负担。若病人是家庭经济来源的主要承担者,必会加重家庭经济负担。因此,病人担心事业中断和经济负担,不愿去就医,或拖延诊治,不能进行角色适应。

（四）人际关系

家庭成员、亲朋好友、同事、医务人员与病人的关系影响病人角色适应。得到他人关心与帮助的病人比较容易适应角色。周围人群、家庭成员对疾病的态度直接影响病人角色适应,如人们对艾滋病、性病、传染病等表现出的恐惧、厌恶心理,使病人往往拒绝承认患病。

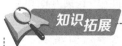

知识拓展

病人的权利和义务

1. 病人的权利　是指病人患病后应享有的合法、合理的权利和利益。

（1）免除一定的社会责任与义务的权利。

（2）享受平等医疗待遇的权利。

（3）隐私保密的权利。

（4）知情同意的权利。

（5）选择服务的权利。

（6）监督服务的权利。

（7）要求赔偿权。

2. 病人的义务　是指病人应尽的责任。义务与权利是相对应的,病人在享有权利的同时,也应履行以下义务。

（1）自我保健和恢复健康的义务。

（2）及时寻求和接受医疗及护理帮助的义务。

（3）准确提供医疗资料和配合医护活动的义务。

（4）遵守医院规章制度的义务。

（5）尊重医疗保健人员及其他病人的义务。

（6）按时、按数支付医疗费用的义务。

（7）病愈后及时出院及协助医院进行随访工作的义务。

四、促进病人角色适应的措施

（一）正确评估病人角色适应水平

病人角色转变过程中,角色适应受病人的个性、性别、年龄及其文化背景影响,会出现不同的行为改变。因此,护士应重视病人在角色适应中的问题与不良现象,应注意评估病人的角色适应水平,既要避免自身的言行对于角色转变可能产生的消极影响;又要注意创造条件帮助病人尽快完成角色转变,适应病人角色或逐渐解除病人角色,重归社会和家庭角色。

（二）创建良好舒适的医院环境

良好的医院环境是保证病人生理、心理舒适的重要因素,有利于疾病的康复和促进病人角色适应。因此,为病人创建适宜的空间范围,减轻因住院而产生的"社交隔离感";病区应给予适宜的声响,避免噪声,保持安静;保持合适温度、湿度,并给予适宜的通风和适量的光线;病室装饰简洁、美观,环境优雅使人产生舒适、愉悦感。

（三）建立良好的人际关系

在与病人的接触中,应认真负责、尊重病人,耐心解释,取得理解,提供有关信息与健康教育,鼓励病人自我照顾,协助病人熟悉医院规则,如入院须知、探视制度、陪住制度等,尽快帮助病人适应环境;与其建立良好的医患关系、护患关系。引导病人互相关心、互相帮助、互相鼓励,协助病友之间建立良好的感情交流,协助其与同病室病友建立良好群体关系。

（四）发挥社会支持系统作用

社会支持系统涉及面较广,包括家庭、亲朋好友、同事、志愿者、社区及提供各类服务的支持机构。社会支持系统的主要功能有提供信息及指导,帮助病人解决问题;提供心理支持、关怀及鼓励,使病人感受到安全,以保持病人的自尊心及价值感;提供可能的物质支持及帮助。护士应帮助病人积极利用这些支持系统,缓解病人患病期间的焦虑和恐惧,并借助支持系统有效解决病人亟待解决的问题,共同做好病人的身心护理,以促进病人角色适应。

（五）指导病人适应角色

护士是病人角色适应的主要指导者,为了促进病人能尽快适应角色,除自身应具有良好的语言、行为和技能等综合素质外,还应采用适当方法指导病人适应角色。

1. 病人入院时,护士应首先向病人做自我介绍,并进行医院环境、规章制度、注意事项、同室病友、有关医务人员的介绍。通过这些常规指导,消除病人的陌生感,树立病人自信心,促使其尽快进入病人角色。

2. 病人住院期间,会面临各种治疗和护理,如诊断检查、创伤性治疗护理、手术风险等,随时可能出现各种生理心理问题,表现出身体不适、焦虑、恐惧和不安等。护士应细心观察,准确掌握病人的身心变化,及时提供有效的医疗护理信息和技术,尊重病人的知情同意权,随时给予有针对性的指导,使病人有信心充当好病人角色。

3. 在与病人接触互动的过程中,适当运用倾听、解释、疏导、支持、同情、鼓励等情感指导方法,通过沟通及时了解病人的情感和情绪变化,并及时给予适当的帮助,使其达到心理平衡,更好地完成病人角色转换。

视频:指导病人适应角色

第三节　护士角色

护士是医院这个特定环境中多种角色中的一种,有其特定的社会行为模式、特定的权利和义务。随着科技的不断发展,人民生活水平的提高和对健康保健的重视,社会对护士素质的要求也越来越高,护士的角色和功能范围不断扩大和延伸,要求护士必须接受专业教育,取得执业资格,并具有良好的专业知识和技能,高尚的职业道德和修养,为病人提供高质量的专业服务。

一、护士角色的概念

护士角色是指护士应具有的与护士职业相适应的社会行为模式。这种行为模式起源于社会的职业要求,并随着社会的变迁而变化。护士作为一种社会角色,应根据社会对护士角色的期望而努力塑造自我,逐步完善自身,以满足社会对护士的角色期待。

二、护士角色的特征

（一）护士角色的特征

1. 护理者　提供照顾是护士的首要职责。主要任务是为病人提供直接的护理服务,满足病人生

笔记

理、心理、社会各层次的需要。

2. 教育者 主要体现在护士根据病人特点进行健康教育,指导学习保健知识、掌握疾病预防、康复训练和技能,以改善病人的健康态度和不良行为,提高生存质量。另一方面,护士担任教师角色,承担学校教学和医院的带教任务。

3. 管理者 护士要对日常护理工作进行合理的组织、协调与控制,要对病人制订护理计划、组织诊疗和实施护理措施,提高护理工作质量和效率。护士领导者要管理人力资源、物质资源和计划资金使用,制订医院、科室的整体护理发展方向。

4. 咨询者 护士运用沟通技巧,解答病人提出的问题,提供有关的医疗护理信息,给予情绪支持和健康指导等,使病人获得最佳、最适宜的方法,以满足生理、心理和社会需要。

5. 协调者 为了保证病人在诊断、治疗、救助与护理等工作的顺利进行,护士需与相关卫生保健机构和相关工作人员相互联系、相互协助、相互配合,保证病人获得最适宜的整体性医护照顾。

6. 病人利益维护者 病人从入院、住院到出院后的整个治疗、康复和预防过程中,会得到许多健康服务者的服务。护士有责任帮助病人从其他健康服务者那里获取相关信息,并补充需要的信息,维护病人的权益不受侵犯或损害。同时,护士还需评估有碍全民健康的问题和事件,为医院或卫生行政部门决策作参考。因此,护士又是全民健康的代言人。

7. 研究者和改革者 护士具有用科学研究的方法解决护理实践、护理管理、护理教育、护理心理、护理伦理等各个领域中的问题。同时,护士具有改革精神,运用科学思维,在实践中通过应用和检验,不断改革护理服务方式,推动护理事业的不断发展。

视频:护士角色特征

(二)护士角色的扩展

1. 开业护士(nurse practitioner,NP) 能独立开具处方,并对常见疾病及损伤进行诊断及治疗。主要在自己单独开业的护理诊所、医院、老人院、私人医生诊所等机构,为病人提供各种卫生及预防保健服务。

2. 临床护理专家(clinical nurse specialist,CNS) 主要在医院、私人医生诊所、老人院、社区卫生服务机构,为病人提供各种身心保健护理服务。同时也从事咨询、研究、教育及管理工作。

3. 专科证书护理助产士(certified nurse-midwife,CNM) 主要在医院、分娩中心及家庭为妇女提供妇科保健,以及为危险性较低的产妇提供助产服务。

4. 专科注册护士(RN,CS) C 指证书(certificate),S 指专科(special areas)。高级专科护士可以是独立开业者或临床护理专家,主要在多领域的护理专科如妇产科、儿科等场所开展护理工作。

5. 护理麻醉师(certified registered nurse anesthetists,CRNA) 主要从事各种手术的麻醉及其他麻醉护理。美国每年有 65% 以上的手术麻醉由护理麻醉师实施。

6. 护理教育者(nurse educator) 不仅拥有理论知识,而且要有丰富的临床实践经验。其主要工作在高等医学院校,护理继续教育培训机构,健康教育服务部等场所,从事护理教育、科研及管理等。

7. 护士行政管理者(nurse administrator) 主要指专门从事护理管理的人员。在各种健康相关机构和场所、学校等部门,行使护理行政管理职责。其包括财务预算、人员招聘、机构工作计划的安排和制订,参与卫生保健方针政策的制订,促进医疗保健制度的改革。

三、护士的基本素质

(一)概念

1. 素质 是指一个人的生理、心理、智能和知识等多方面的较稳定的基本心理特征,包括先天和后天两方面。先天是自然性一面,是指人与生俱来的感知器官、神经系统,特别是大脑结构和功能上的一系列特点;后天是社会性的一面,是指人在先天的基础上,受后天生活和教育环境的影响,通过个体自身的认知、学习、社会实践和自我修养而获得的一系列知识技能、行为习惯、文化涵养及品质特点的综合表现。

2. 护士素质 是指护士在护理工作中应该具备的基本条件和能力。这种能力主要靠后天的勤奋学习和刻苦训练获得。其包括思想道德素质、专业素质和身心素质。具备良好的护士素质是护士从事

笔记

护理工作的基本条件。

（二）护士的基本素质

1. 思想道德素质　思想道德素质是做好护理工作的前提和基础,护理工作的对象是人,健康所系、性命所托的职业特性决定了护士首先要有良好的思想道德素质,自觉遵守职业道德规范,将毕生精力投入护理事业。

（1）政治思想素质:热爱祖国、热爱人民、热爱护理事业,对护理事业有坚定的信念、深厚的情感。具有崇高的理想、高尚的道德情操及正确的人生观、价值观,能做到自尊、自爱、自立、自强,具有为人类健康服务的奉献精神。

（2）职业道德素质:具有高尚的情操,崇高的护理道德,诚实的品格和较高的慎独修养;具有高度的社会责任感和同情心。能设身处地为病人着想,理解病人。及时为病人提供护理,尊重病人的人格、尊严及权利。

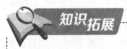

慎　独

慎独是指独处无人注意时,自己的行为也必须谨慎不苟。也就是说,不论何时何地,或明或暗,或在群体中,或单身独处时,都要小心谨慎,不可在思想和言行上偏离"道","道"是衡量好与坏、对与错的标准。慎独是重要的医德修养之一,也是医德修养的目标和标准,是护士必须具备的一种美德。

因为护士单独值班的工作性质,以及许多护理活动常常是在病人及家属不知情,或病人意识不清的情况下独立完成,往往没有任何人参与活动。因此,缺乏外界监督,此时最能体现一个人的素质和道德水准。鉴于护理工作的特殊性,护士必须通过不断加强自身综合素质修养,培养自己具有慎独精神,自觉地、忠实地维护病人的利益。

2. 专业素质　专业素质包括理论知识和职业技能两方面。护士应具备一定的科学文化知识、丰富的医学基础知识和相关的人文社会科学知识,以及娴熟的职业技能。

（1）科学文化素质:为适应医学模式的转变和护理学科的发展,现代护士应具备一定文化知识素养,具备自然科学和人文社会科学知识。

（2）专业知识和实践技能:护士的专业知识是决定一位护士能否胜任护理工作的基本条件之一。护士运用足够的知识实施各种护理措施,运用规范、娴熟的护理技能操作为病人提供安全的护理服务。

（3）敏锐的洞察能力:病人的病情及心理状况是复杂多变的,有时病人身体或心理的细微变化,恰是某些严重疾病的征兆。护士只有具备敏锐的洞察能力,才能及时发现病人的身心变化,预测及判断病人的需要,协助诊断及治疗。

（4）评判性思维的能力:在临床护理实践中应用评判性思维可以帮助护士进行有效的护理决策,为病人提供高质量的护理服务。护士能综合运用所掌握的知识,对复杂临床现象进行合理质疑和独立思考,通过比较提出质疑、理清事实、分析问题等再认识的过程,从中选择最佳途径,得出最佳结论和决定。护士应不断开阔视野,培养广博的兴趣,运用足够的知识储备,认真思考,养成良好的思维习惯,不断提高评判性思维能力。

（5）分析解决问题的能力:在护理工作中,护士会面对各种各样的护理问题,这就需要护士依据自己的专业知识,根据病人的具体情况分析问题,当机立断做出决策,采取恰当的措施予以解决。

（6）独立学习和创新能力:随着护理事业的不断发展进步,护士要不断关注学科的新理论、新技术、新动态,及时更新理念、完善知识结构,同时要善于发现工作中的问题,不断探索、研究,促进护理科学的发展。

（7）沟通、咨询教育能力:能随时将病人的病情进展及治疗情况与有关人员沟通。对病人的问题耐心倾听,给予恰当的解答,并能在各种适当的场合实施正式或非正式的健康教育。

3. 身心素质 护理工作是一种脑力与体力并举、与人的健康及生命密切相关的工作,经常面对病人各种危重及病情突发、多变的状况,身处复杂的人际关系中,日夜轮班影响日常生活规律等,这些特点决定了护士需要具备良好的身心素质。

（1）心理素质:护士应具有良好的心境,稳定的情绪,宽容豁达的胸怀和坚强的意志力。善于调节自己的情绪,保持平和的心态,并且以良好的心境影响病人。对病人充满耐心、爱心、责任心,尊重病人的人格,做到慎言守密。同事间应相互尊重友爱、体现团队协作精神,建立良好的人际关系。护士应丰富业余生活,可以采取多种方式,释放和净化内心强烈的情绪来调整心境,提高心理素质。

（2）身体素质:护士应具有健康的体魄、充沛的精力、整洁大方的仪表、端庄稳重的举止,具有良好的耐受力、敏捷的反应力和始终如一的工作热情。护士在平时要注意休息、加强营养,并注意锻炼身体。

护士素质的形成和提高是一个终身学习的过程,护士要不断加强自身素质的修养,并随着时代的变化与时俱进。因此,每位护士都应明确护士素质的内容,在实践工作中不断加以完善和提高,努力成为一名素质优良的合格护士。

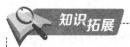

中华护理学会《护士守则》

第一条 护士应当奉行救死扶伤的人道主义精神,履行保护生命、减轻痛苦、增进健康的专业职责;

第二条 护士应当对病人一视同仁,尊重病人,维护病人的健康权益;

第三条 护士应当为病人提供医学照顾,协助完成诊疗计划,开展健康指导,提供心理支持;

第四条 护士应当履行岗位职责,工作严谨、慎独,对个人护理判断及职业行为负责;

第五条 护士应当关心爱护病人,保护病人的隐私;

第六条 护士发现病人的生命安全受到威胁时,应当积极采取保护措施;

第七条 护士应当积极参与公共卫生和健康促进活动,参与突发事件的医疗救护;

第八条 护士应当加强学习,提高职业能力,适应医学科学和护理专业的发展;

第九条 护士应当积极加入护理专业团体,参与促进护理专业发展的活动;

第十条 护士应当与其他医务工作者建立良好关系,密切配合、团结协作。

第四节 护患关系

在医院这个特定的环境中,护士与病人的关系是护士诸多人际关系中最重要的关系。在护理实践中,和谐的护患关系是护士人际关系的核心,影响其他人际关系和护理效果。因此,护士应重视和处理好这种关系,提高护理质量。

一、护患关系的概述

（一）护患关系的概念

护患关系(nurse-patient relationship)是指在医疗护理实践中护士与病人之间产生和发展的一种工作性、专业性、帮助性的人际关系。在医院这个特定环境中,护患关系是护士与病人在医疗护理中为了共同的目标而发生的人际互动现象,是护士面临的诸多人际关系中最重要的人际关系,两者之间的关系与护理实践效果密切相关。

（二）护患关系的性质与特点

1. 帮助与被帮助人际关系 在医疗护理服务过程中,护士与病人通过提供帮助和寻求帮助形成特殊的人际关系。护士为病人提供服务,履行帮助职责;而病人作为被帮助者则是寻求帮助,希望满足需求。护患关系不仅仅代表护士与病人个人关系,也体现了医疗辅助帮助系统和病人被帮助系统之间的关系。其中任何一个个体的态度、情绪和责任心都会影响医疗护理工作的质量和护患关系。

2. 专业性人际关系 是指在护理实践中，以专业活动为主线，以解决病人的健康问题为中心，满足病人需要为主要目的一种专业性的人际关系。护患关系的实质是满足病人的需要，使护患关系有别于一般人际关系，从而形成特定情景下护患之间的专业性人际关系。

3. 治疗性的工作关系 是指在护理实践中，护士通过有目的、有计划、有实施、有评价等护理活动来帮助病人解决健康问题，达到满足病人需要，从而建立治疗性人际关系。护士与病人之间的人际交往是一种职业行为，是护理工作的需要。建立良好的护患关系是护士执业的需求，更是护士的基本责任与义务。

4. 护士是护患关系后果的主要责任者 护士作为护理服务的提供者，护士在护患关系中处于主导地位，其言行在很大程度上决定着护患关系的发展趋势。因此，一般情况下，护士是促进护患关系向积极方向发展的推动者，也是护患关系发生障碍的主要责任承担者。

5. 多元化的互动关系 护患关系之间的建立和完成及终结护理活动过程中，始终涉及家属、医生、同事、朋友等多重人际关系的影响，他们从不同角度、以多方位的互动方式影响着护患关系，从而影响护理效果。

二、护患关系的基本模式

护患关系模式受医学模式和文化背景的影响而有所不同，在临床护理工作中，根据护患双方在共同建立发展护患关系过程中双方所发挥的主导作用程度的不同、各自所具有的心理状态的不同，将护患关系分为主动-被动型、指导-合作型、共同参与型三种基本模式。

（一）主动-被动型

1. 特点 这是一种传统的护患关系模式，是以生物医学模式及以疾病为中心的护理模式为指导思想。其特点是"护士为病人做治疗"，模式关系的原型为"母亲与婴儿"的关系。在护理活动中，护士处于主导地位，病人处于完全被动和接受的从属地位。病人只有服从护士的决定，而不会提出任何异议。这种模式特征是"我为病人做什么"，只强调护士对病人单方面的作用和影响。

2. 适用对象 此模式适用于难以表达主观意志的病人，如昏迷、休克、全身麻醉未清醒、危重、智力低下、痴呆及精神障碍等病人。此类病人一般无法参与表达意见，需要护士发挥积极主动作用。

（二）指导-合作型

1. 特点 这是一种以生物-心理-社会医学模式及以病人为中心的护理模式为指导思想的护患关系模式。其特点是"护士告诉病人应该做什么怎么做"，模式关系的原型为"母亲与儿童"的关系。在护理活动中，护患双方都有主动权，但护士仍处于主导地位，具有决策权。这种模式特征是"告诉病人做什么""护士教会病人做什么"，病人以执行护士的意志为基础，主动配合护理活动，同时可向护士提供有关自己的疾病信息，针对护理方案和措施提出意见或建议。

2. 适用对象 此模式主要适用于急性病人和外科手术后恢复期的病人。如神志清楚但病情较急、较重、病程短的病人。病人希望在护士的指导下，充分发挥自己的主观能动性，以便更好地、积极配合治疗和护理，从而有利于早日康复。

（三）共同参与型

1. 特点 这是一种以健康为中心的护患关系模式。其特点是"护士协助病人进行自我护理"，模式关系的原型为"成人与成人"的关系。在护理活动中，护士常以"同盟者"形象出现。护患双方具有大致同等的主动性和权利，共同参与护理措施的决策与实施。病人不仅是合作，而是积极主动参与护理讨论，在力所能及的范围内自己独立完成某些护理措施。这种模式特征是"和病人商量做什么"，护士尊重病人的权利，与病人商定护理计划，体现双方之间平等合作的双向作用。

2. 适用对象 此模式适用于具有一定文化知识的慢性疾病病人、康复期病人、受过良好教育的病人。由于病人对自己的健康状况有充分的了解，把自己看成是战胜疾病，恢复健康活动的主体，有强烈的参与意识。

笔记

三、护患关系的基本过程

护患关系是以病人康复为目的的特殊人际关系,良好的护患关系从建立到终止有一个发展的基本过程,一般分为三个阶段,每个时期都有其建立的主要任务。

（一）初始期（观察熟悉阶段）

此阶段始于护士与病人初次见面时,以及相互接触的最初阶段,到正式合作为止。即从相识到相互了解的过程。

1. 主要任务　是护士与病人的初识阶段,也是护患之间开始建立信任关系的时期。此阶段主要任务是建立信任关系,确认病人的需要。

2. 具体做法和要求　护士在了解和收集病人基本信息的基础上以良好的职业形象呈现在病人面前,首先做自我介绍,解释所负责的工作,介绍所负责的医生、病区环境、医院规章制度、病房室友等。态度真诚,体现爱心、责任心、同情心,建立一个有助于增进病人自尊的环境,取得病人的信任。通过接触相互了解,收集有关病人的健康资料,找出健康问题,初步制订护理计划。护士在与病人之间交往过程中所展现的仪表、言行和态度都将对护患之间建立信任关系产生决定性的作用。

（二）工作期（信任合作阶段）

此阶段是护士与病人在相互信任的基础上开始护患合作过程,是护士为病人实施治疗护理的阶段。护士通过完成各项护理工作,帮助病人接受治疗和护理,双方密切配合,也称相互合作期。

1. 主要任务　此阶段主要任务是护士在实施护理措施的过程中。通过高尚的医德、熟练的护理技术和良好的服务态度,赢得病人的信任、取得病人的合作,最终满足病人的需要。

2. 具体做法和要求　护士应尊重病人,与病人共同协商并鼓励病人参与护理计划制订和护理活动实施,以增进其自主性,减少对护理的依赖,并根据病人的具体情况不断修改及完善护理计划。此阶段护士的专业知识和技能,良好的工作态度是保证良好护患关系的基础。

（三）结束期（终止评价阶段）

通过护患之间的密切合作,达到预期的护理目标后,护患关系进入终止阶段。此阶段是指从病人康复（护理问题解决,护理目标达到）起至病人出院这段时间。

1. 主要任务　此阶段主要任务是护士与病人共同评价护理目标的完成情况,并根据尚存的问题或可能出现的问题制订相应的对策。

2. 具体做法和要求　在进入本阶段时,护士应先了解可能出现的问题,拟定解决方案,征求病人意见,以便今后改进工作。为准备终止护患关系本期需要对护理工作进行反馈评价,主要内容包含护理目标完成情况、目前健康状况的接受程度、对护理服务的满意度等,并为病人拟订出院计划、康复计划,提供相应的健康教育指导,预防出院后由于健康知识的缺乏而出现某些并发症。

此外,由于住院期间双方良好护患关系的建立和合作,会使病人产生不同程度的情感,这种情感往往会影响病人对护士产生某种程度的依赖。因此,护士应了解病人的心理感受,帮助其恢复信心,愉快出院,从而圆满结束护患关系。

四、护患关系的影响因素

（一）信任危机

信任感是建立良好护患关系的前提和基础,护士是主要因素,良好的态度、认真负责的精神、扎实的专业知识和娴熟的职业技能是赢得病人信任的重要保证。若态度冷漠、技术差错、失误等均会失去病人的信任,严重影响护患关系的建立和发展。护士因素主要有:

1. 职业道德修养　良好的职业道德是建立和发展护患关系的基础。职业道德主要包含对事业和对病人利益的忠诚,对工作的审慎负责,对病人疾苦的同情和重视等。

2. 服务态度　护士服务态度是影响护患关系的重要因素。优质的服务态度体现在微笑服务、礼貌用语、轻声细语、仪表端庄、行为举止规范。尊重、关注和爱护病人,均有利于双方建立良好的护患关系。

3. 业务能力　丰富的理论知识和精湛的业务能力是优秀护士的必备条件。护理业务不精,就无法为病人提供精湛的技术服务和相应的健康教育指导,也必然易导致护理差错失误和医疗纠纷发生,从而导致护患关系紧张。

（二）角色模糊

角色模糊是指个体(护士或病人)由于对自己充当的角色不明确或缺乏真正的理解而呈现的状态。如护士不能积极主动地为病人提供帮助,或病人不积极参与康复护理,不服从护士的管理等,均可能导致护患沟通障碍、护患关系紧张。影响病人的因素主要有:

1. 传统观念的偏见　由于受传统观念的影响,人们对护理工作存有偏见,不能理解艰苦、繁重、责任重大的护理工作。认为护理工作不重要,对护士信任度降低,不能很好地配合护理工作。

2. 生理心理因素　由于疾病的病理性改变,病人承受病痛折磨,以及陌生的环境、人、物和事等,均会引起其心态发生一系列变化。导致对事物的认知和分析产生偏差,易与护士发生认知分歧,影响护患关系的良性发展。

（三）责任不明

责任不明与角色模糊密切相关。由于护患双方对自身的角色功能认识不清,不了解自己所应承担的责任和义务,从而导致护患关系冲突。护患责任不明主要表现两个方面:一是对病人的健康问题,应由谁来承担责任;二是对于改善病人的健康状况,谁来承担责任。

（四）权益影响

寻求安全、优质的健康服务是病人的正当权益。因为疾病导致病人部分或全部丧失自理能力,而多数病人缺乏专业知识,往往依赖医护人员的帮助来维护自己的权益。由于护患关系中护士处于主导地位,在处理护患双方权益争议时易倾向于护士自身和医院的利益,忽视病人的利益。但是随着社会的进步,病人的维权意识增强,不再满足于主动-被动型的护患关系,在心理、社会、精神等多方面提出更多要求。但有个别则过度维权,提出不切实际的过分要求,如一康复病人过分关注自身健康、依赖性增强等,常对医疗费用、治疗效果及专业人员操作产生质疑,从而影响护患关系。

（五）理解差异

由于护患双方在年龄、职业认知、教育程度、生活环境等方面的差异性,在交流沟通中往往容易导致产生不同的意见和观点,从而影响护患关系。如病人对护理工作性质的不了解,对护士的要求与护士安排的护理工作发生冲突,必然导致病人对护理工作产生不满。

除了上述几个主要因素外,良好护患关系的建立还受到环境因素和社会因素的影响。

五、促进护患关系的方法

（一）促进护患关系中运用的方法

1. 护士主动沟通交流为病人提供疾病信息　在促进护患关系向良性方向发展的过程中,护士是主导地位。因此,护士应主动与病人沟通,为病人提供有关疾病相关信息的同时,应用人文服务技巧增强病人对护士角色功能的认知,促进护患双方对角色的理解,有利于良好护患关系的建立。

2. 尽快建立信任关系避免和减少意见分歧　信任感是建立良好护患关系的前提。护士应以良好的言行和高度负责态度,通过爱心、耐心、责任心和同情心,以增强病人对自身的信任感。相互信任的双方能营造一种支持性的交流气氛,病人能主动提供相关疾病信息,积极配合治疗护理;护士能充分理解病人的生理心理健康问题,保障其合法权益。

3. 不断提高业务能力水平维护双方权益　精湛的业务能力不仅可以增加病人的信任感,也是保障护患双方合法权益的重要条件。护士是维护病人权益的主导者,因此,在其职业发展规划中,应注重不断提高自身业务素质和能力,为病人提供安全、优质的护理服务。

4. 注重职业道德修养提高病人安全感和信任感　护理职业道德是建立和发展良好护患关系的基础。护士应以社会对护士职业的期望值为标准,不断提高自身职业道德修养,具有精湛的业务技术和能力、良好稳定的心理素质,注重护理安全文化理念,避免责任冲突,解除护患交往中病人的阻抗心理,促进护患关系良性发展。

5. 护患冲突的处理策略　冲突本身是人际关系的一种现实状态,护士与病人的冲突,是临床客观存在的现象。面对冲突,护士作为护患关系的主导者,应冷静分析其原因,从责任与义务的角度去体

视频:护患关系的影响因素——角色模糊

视频:护患关系的影响因素——理解差异

谅、理解病人。处理护患冲突,主要可运用以下策略:

(1)深呼吸法:冲突的处理最忌讳情绪激动、不冷静,而深呼吸恰是一种最有效控制情绪的效果。当护士感觉被病人激怒时,马上运用深呼吸法,可达到快速控制情绪的效果。

(2)换位思考:换位思考是指面对冲突,主客体双方彼此能以对方的立场思考问题。护士若善于多从病人角度思考问题,理解病人的感受,了解病人的需求,维护病人的利益,则可化解护患矛盾,促进护患关系的发展。

(3)冷处理法:冷处理法是指矛盾激化,矛盾双方失控时,先将矛盾控制住,暂时放置,待矛盾双方冷静后,再对矛盾进行解决。病人有时可因疾病导致情绪不稳定而迁怒护士,此时护士应采取冷处理方式,待病人冷静后,耐心分析、解释,通常可有效避免、化解冲突。

(二)护士在促进护患关系中的作用

1. 明确护士的角色功能 护士应全面认识和准确定位自身的角色功能,认真履行护士角色责任和工作职责,使自身的言行符合病人对护士角色的期待。

2. 帮助病人认识角色特征 护士应根据病人的病情、年龄、职业、文化程度、个性等特点,了解病人对"病人角色"的认识,分析影响病人角色适应的因素,避免和缓解可能出现的角色适应不良,尽快帮助病人适应病人角色。

3. 主动维护病人的合法权益 维护病人的权益是护士义不容辞的责任,护士应给予高度重视,主动维护病人的合法权益。

4. 减轻或消除护患之间的理解分歧 护士在与病人沟通时,应根据病人的特点,选择适宜的沟通内容、方式和语言,同时鼓励病人及时提问。沟通内容应有针对性、准确性和通俗性,沟通过程中应随时注意和观察病人的反馈,以确保沟通的顺利进行和达到预期的良好效果。

(李丽娟 王钰)

思考题

1. 角色多指戏剧、影视剧中人物,为何病人也称为角色? 有其什么特征? 您是怎么理解的?

2. 一个人生病后需要向病人角色转化,您认为在转化过程中有哪些适应不良的表现?

3. 随着社会对护士素质要求的提高,谈谈您对护士素质中关于"慎独"的理解。

4. 您如何理解护士与病人的关系? 能否谈谈两者之间的关系模式及特点?

5. 您认为在护理工作中,建立良好的护患关系需要经历哪几个阶段,每个阶段有什么特点?

思路解析

扫一扫,测一测

第四章　护理支持性理论

学习目标

1. 掌握系统、需要、压力、适应、成长、发展、压力的防卫、适应的层次、沟通等基本概念。
2. 掌握住院病人不能满足的需要并能提供帮助；掌握非语言沟通的交流方式和沟通技巧。
3. 熟悉住院病人常见压力源并能协助其适应压力；熟悉阻碍沟通的因素。
4. 熟悉成长发展的规律和影响因素；成长发展理论在护理中的应用。
5. 了解系统理论并据此解释护理程序的框架。

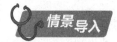

情景描述

　　李某,女,32 岁,农民,因转移性右下腹部疼痛不适 2 天,加重 3 小时入院。病人于入院前 2 天无明显诱因出现上腹部不适,后出现右下腹部疼痛,体温不高,但无恶心及呕吐,无腹痛、腹泻及里急后重,随即到当地医院检查,经化验血常规发现 WBC 较高,初步考虑为阑尾炎,准备手术治疗。因病人拒绝手术,经抗炎补液等对症处理后腹部疼痛有所缓解,在入院前 3 小时上述症状加重,为求进一步诊治入院,经医院体格检查考虑为阑尾炎,门诊以"急性阑尾炎"收住入院。入院后病人虽然同意手术,但一直恐惧手术,表现为烦躁不安,不断询问手术过程、手术效果等。责任护士小王向病人详细讲解了手术过程,列举了同类手术治疗的效果,还请同病区已经做过手术的病人介绍经验,病人才安然接受术前准备。

　　请思考:

1. 该病人入院后出现了哪些压力？具体有哪些表现？
2. 病人有哪些需要,就现在而言,优势需要是什么？
3. 护士小王工作方法合适吗？谈谈你的想法。

　　理论(theory)是对特定领域内的现象和活动的本质性、规律性的描述。护理理论是指对护理现象系统的、整体的看法,以描述、解释、预测和控制护理现象。20 世纪 40 年代,社会科学中许多有影响的理论和学说相继被提出和确立,为护理学的进一步发展奠定了理论基础,这些对护理学发展产生深远影响的基本理论包括一般系统论、需要层次论、压力与适应理论、成长与发展理论、沟通理论等。

第一节　一般系统理论

　　1937 年,美籍奥地利理论生物学家贝塔朗菲(Ludwig von Bertalanffy)第一次提出了"一般系统论"

的概念。1968 年,他发表了《一般系统论——基础、发展与应用》,为系统科学提供了纲领性的理论指导。20 世纪 60 年代以后,系统论得到了广泛的发展,其理论与方法已渗透到有关自然和社会的许多科学领域,包括工程、物理、管理及护理等,产生着日益重大而深远的影响。

走进历史

贝塔朗菲简介

　　贝塔朗菲,美籍奥地利理论生物学家。1901 年 9 月 19 日生于奥地利首都维也纳附近的阿茨格斯多夫,1972 年 6 月 12 日卒于纽约州布法罗。1926 年获维也纳大学哲学博士学位,在该校任教。1937 年起,先后在美国芝加哥大学、加拿大渥太华大学、阿尔贝塔大学、纽约州立大学等处任教。1932 年发表开放系统论,60 年代提出应用开放系统论于生物学研究的概念、方法与数学模型等,奠基了系统生物学,并引领了系统生态学、系统生理学的学科体系发展,以及影响了中国生物学家曾邦哲 20 世纪 90 年代提出系统医学、系统遗传学与系统生物工程的概念与原理,是一般系统论的创始人。

一、概述

（一）系统的概念

　　系统一词,来源于古希腊语,是由部分构成整体的意思。今天人们从各种角度上研究系统,有关系统的定义不下几十种。一般系统论则试图给出一个能描述各种系统共同特征的一般的系统定义,即系统(system)由若干相互联系、相互作用的要素所组成的具有特定结构及功能的有机整体。也就是说,系统是由一些要素(子系统)所组成,这些要素间相互联系、相互作用;同时,系统中的每一个要素都有自己独特的结构和功能,但这些要素集合起来构成一个整体系统后,它又具有各孤立要素所不具备的整体功能。

（二）系统理论的发展

　　系统思想源远流长,但作为一门科学的系统论,人们公认是美籍奥地利理论生物学家贝塔朗菲创立的。他在 1932 年提出"开放系统理论",揭示出了系统论的思想。1937 年进一步提出了一般系统论原理,奠定了这门科学的理论基础。1968 年贝塔朗菲发表了《一般系统理论——基础、发展和应用》的专著,确立了他在这门科学领域的学术地位,该书被公认为是本学科的代表作。系统论认为:目的性、相关性、动态性、层次性、整体性等是所有系统的共同的基本特征。这些既是系统所具有的基本思想观点,而且它也是系统方法的基本原则,表现了系统论不仅是反映客观规律的科学理论,具有科学方法论的含义,这正是系统论这门科学的特点。

二、一般系统理论的内容

（一）系统的分类

　　1. 按人类对系统是否施加影响分类　分为自然系统和人为系统。自然系统指自然形成、客观存在的系统,如人体系统、生态系统;人为系统指为某特定目标而建立的系统,如护理质量管理系统、教育质量评价系统;复合系统为自然系统和人为系统的综合,如医疗系统、教育系统。现实生活中,大多数系统为复合系统。

　　2. 按系统与环境的关系分类　分为开放系统和闭合系统。开放系统指与周围环境不断进行着物质、能量和信息交换的系统,大部分系统都为开放系统;闭合系统指不与周围环境进行物质、能量和信息交换的系统。绝对的闭合系统是不存在的,只有相对的、暂时的闭合系统。

　　3. 按组成系统的内容和要素的性质分类　分为实体系统和概念系统。实体系统指以物质实体构成的系统,如机械系统;概念系统指由非物质实体构成的系统,如信息系统。

　　4. 按系统状态是否随时间推移而变化分类　分为动态系统和静态系统。动态系统指系统的状态会随时间的变化而变化,如生物系统;静态系统指状态不随时间的变化而改变、具有相对稳定性的系

视频:按系统与环境的关系对系统进行分类

笔记

统,如一个建筑群。但是,绝对的静态系统是不存在的。

（二）系统的基本特征

1. **目的性** 每一系统的存在都有其特定目的,系统的结构应是按照系统的目的和功能组成的整体。如医院系统的目的应是为人民提供医疗保健、防病治病的场所。

2. **相关性** 系统各要素之间是相互联系、相互制约的,其中任何一要素发生了功能或作用的变化,都要引起其他各要素乃至于整体功能或作用的相应变化。各要素与整体系统间也是相互联系和影响的,各要素的变化都将影响整体功能的发挥。

3. **动态性** 即系统随时间的变化而变化,具体反映在系统的运动、发展与变化过程。如系统为了生存与发展,总在不断调整自己的内部结构,并不断与环境进行物质、能量和信息的交换,维持自身的生存和发展。

4. **层次性** 任何系统都是有层次的。对于一个系统来说,它既是由某些要素(子系统)组成,同时,它自身又是组成更大系统(超系统)的一个要素(子系统)。如学校是各班级的超系统,同时学校又是教育局的子系统。

5. **整体性** 系统的整体功能大于系统各要素功能之和。因为系统将其要素以一定方式组织起来构成一个整体后,各要素之间相互联系,要素、整体和环境间相互作用,受局部服从整体、部分服从全局以及优化原则支配,整体就产生了孤立要素所不具备的特定功能。

视频:系统的基本特征

（三）系统的结构与功能

结构指系统内部各组成要素在空间或时间方面的有机联系与相互作用的方式与顺序,反映系统内在构成;功能是指系统与外部环境相互联系和作用过程的秩序和能力,反映系统的外在行为。

1. **系统的结构与功能是辩证的统一** 一般说结构不同,功能就不同,如人体癌细胞在结构上发生变异,其功能就与正常细胞不同。但结构相同,也可能表现不同的功能,这种情况与外部条件有关。

2. **结构与功能的界限是相对的、可变的** 结构作为内在根据决定系统的功能,但功能又会反过来作用于结构,能动地改变结构。

3. **任何系统的功能都可概括为"对环境作出反应"** 系统通过输入、转换、输出与反馈来实现系统这一功能,保持与环境的协调和平衡并维持自身的稳定(图4-1)。

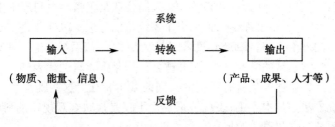

图 4-1 系统的一般功能

输入:由环境进入系统的物质、能量或信息等。

转换:系统对输入的物质、能量、信息的处理与转换过程。

输出:系统转换的结果进入环境的过程。

反馈:系统的输出对系统再输入的影响,即环境对输出的反应。

系统通过对输入的自我调节,保持其平衡与稳定状态,物质、能量、信息通过系统的转换变为人们所需要的输出,并不断对周围的环境产生影响。

三、一般系统理论与护理

（一）用系统的观点看待人

1. **人是一个自然、开放、动态的系统** 护理的对象是人;人是一个整体,是一个自然、开放的系统,由生理、心理、社会、精神、文化等组成。人生命活动的基本目标是维持人体内外环境的协调与平衡。这种协调与平衡既依赖于体内各要素结构和功能的正常及相互关系的协调,又依赖于自身对外环境变化的适应性调整。

2. **人是具有主观能动性的系统** 一方面机体存在自然的免疫监控机制,另一方面思想意识上的主动性,使人对自身健康活动具有选择、调节、维护的能力。

（二）用系统的观点看待护理

1. 护理是一个具有复杂结构的系统　护理系统包括医院临床护理、护理管理、护理教育、护理科研等一系列相互关联、相互作用的子系统。各子系统内部又有若干层次的子系统。它们之间关系错综复杂,功能相互影响。要发挥护理系统的最大效益,必须具有全局观念,运用系统的方法,不断优化系统的结构,调整各部分的关系,使之协调发展,高效运行。

2. 护理是一个开放系统　护理系统是社会的组成部分,是国家医疗卫生系统的重要组成部分。护理系统从外部输入新的信息、人员、技术、设备,并与现代社会政治、经济、科技,特别是医疗等系统相互影响、相互制约。在开展护理工作时,要考虑护理系统和医疗系统与社会大系统的相互适应,通过不断调整与控制,保持护理系统与外部环境的协调,以求得自身的稳定与发展。

3. 护理系统是一个动态的系统　科学技术的发展,社会对护理需求的不断变化,必然对护理的组织形式、工作方法、思维方式提出变革的要求。护理系统要适应变化,主动发展,就必须深入研究护理系统内部发展机制和运行规律,要善于学习,勤于思考,勇于创造。

4. 护理系统是一个具有决策与反馈功能的系统　在护理系统中,护士和病人构成系统的最基本要素,而护士又在基本要素中起支配、调控作用。病人的康复依赖于护士在全面收集资料,正确分析基础上的科学决策和及时评价与反馈,为病人提供连续的、整体的护理。

第二节　需要层次理论

需要是维持人类生存与发展的基本条件,需要与人的活动密切相关,是个人心理活动与行为活动的基本动力,每个人的活动都是直接或间接、自觉或不自觉地为了满足某种需要。护理的过程应是满足人的健康需要的过程。

一、概述

（一）需要的概念

需要(need)是主体对自身生存和发展的一切条件的依赖、指向和需求。需要是个体活动的基本动力,是个体行为动力的重要源泉。人的各种活动或行为都是在需要的推动下进行的。人是生物实体,又是社会成员,为了自身与社会的生存与发展,必然产生一定基本的需求,如食物、睡眠、情爱、交往等,它是人类所共有的,如缺乏可导致机体失去平衡而产生疾病。为了维持生命和保持健康,所有人都必须满足其基本需要。

（二）需要的特征

1. 需要的对象性　人的任何需要都是指向一定对象的。这种对象既可以是物质性的,也可以是精神性的,如空气、食物,自尊、追求等。无论是对物质的需要还是精神的需要,都必须有一定的外部物质条件才能获得满足。正是这种或那种需要,推动着个体在各个方面进行积极的活动。

2. 需要的发展性　需要是个体生存发展的必要条件。个体在发展的不同阶段,有不同的优势需要。例如,婴儿期的优势需要是生理需要,而老年期突出的需要是受尊重。

3. 需要的无限性　需要并不会因暂时的满足而终止。当一些需要满足后,又会产生新的需要,而新的需要又推动人们去从事新的满足需要的活动。正是在不断产生与满足需要的活动过程中,个体获得了自身的成长与发展,并推动了社会的发展。

4. 需要的独特性　每个人的需要不完全相同,这就形成了需要的独特性。它是个体的遗传因素、环境因素所决定的。护士应细心观察病人独特的需要,及时合理地给予满足。

5. 需要的历史制约性　人有各种各样的需要,但需要的产生与满足要受到人所处的环境条件与社会发展水平的制约。因此,个体应根据主、客观条件,有意识地调节自己的需要,合理地提出和满足自己的需要。

视频：需要的特征

二、需要层次理论的内容

自20世纪50年代以后,许多心理学家、哲学家和护理学家从不同角度对需要进行了研究,提出了不同的需要理论。其中尤以美国著名心理学家马斯洛(Maslow AH)所提出的需要层次理论最为著名,并在许多领域得到广泛应用。

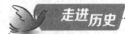

走进历史

马斯洛简介

亚伯拉罕·哈洛德·马斯洛(Abraham Harold Maslow,1908—1970 年)于 1908 年 4 月 1 日出生于纽约市布鲁克林区一个犹太家庭。美国著名哲学家、社会心理学家、人格理论家和比较心理学家,人本主义心理学的主要发起者和理论家,心理学第三势力的领导人。1926 年入康奈尔大学,三年后转至威斯康辛大学攻读心理学,在著名心理学家哈洛的指导下,1934 年获得博士学位。之后,留校任教。1935 年在哥伦比亚大学任桑代克学习心理研究工作助理。1937 年任纽约布鲁克林学院副教授。1951 年被聘为布兰戴斯大学心理学教授兼系主任。1967 年任美国人格与社会心理学会主席和美国心理学会主席。1969 年离开布兰戴斯大学,成为加利福尼亚劳格林慈善基金会第一任常驻评议员。1970 年 6 月 8 日因心力衰竭逝世。

(一)人的基本需要层次

1. 生理需要　是人类生存的最基本需要,包括空气、水、食物、睡眠、排泄、休息等。生理需要是优先产生并有限度的。当生理需要满足时,它就不再成为个体行为的动力,个体就会产生更高层次的需要。反之,一个人被生理需要控制时,其他需要会被推到次要地位。生理需要又称最低层次的需要。

2. 安全需要　指安全感、避免危险、生活稳定、有保障。安全需要普遍存在于各个年龄期,尤以婴儿期更易察觉。

3. 归属和爱的需要　指个体对家庭、友伴的需要,对得到组织、团体认同的需要,希望得到他人的爱和给予他人爱的需要。表明人渴望亲密的感情,若这一需要得不到满足,人便会感到孤独、空虚。

4. 尊重的需要　个体对自己的尊严和价值的追求。尊重的需要可分为自尊、他尊和权力欲三类,包括自我尊重、自我评价以及尊重别人。尊重的需要很少能够得到完全的满足,但基本上的满足就可产生推动力。尊重需要得不到满足,人便会产生自卑、软弱、无能等感觉。

5. 自我实现的需要　指一个人要充分发挥自己的才能与潜力的要求,是力求实现自己的理想和抱负的需要,使个人的能力发挥达到极限(图 4-2)。

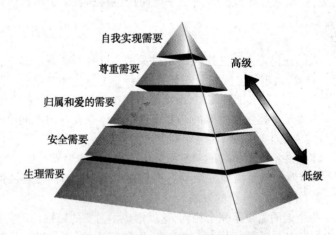

图 4-2　马斯洛人类基本需要层次理论

视频:马斯洛需要层次理论的内容

需要层次常指以上的五个需要层次。马斯洛后来在第四、第五层次之间补充了另外两个层次的需要,即认知需要与审美需要。认知需要指个体寻求知识、认识、理解未知事物的需要;审美需要指个体对美的物质、现象的追求,对行为完美的需要。

 笔记

(二)需要层次之间的关系

马斯洛认为人类需要的一般规律包括:

1. 需要的满足有层次性　低层次的需要优先满足。一般情况下,生理需要是最重要的,只有它得到满足之后,人才得以生存,然后才考虑其他的需要。

2. 各种需要满足的时间不同　有些需要需立即和持续予以满足(如空气),而有些需要可以暂缓(如食物、睡眠),但它们最终是需要得到满足的。

3. 人的行为是由优势需要决定的　同一时期内,个体可以存在多种需要,但只有一种需要即优势需要占主导地位,此一时间段的个体的行为都是为了满足该优势需要。随着优势需要的变化人的行为也发生改变。

4. 各层次的需要相互依赖、彼此重叠　较高层次的需要并不是在较低层次的需要满足后才出现的,而是随着前一层次的需要的不断满足,后一层次的需要就会逐渐出现,而较低层次的需要满足后并未消失,而是对个体的影响力降低,表现为需要之间的重叠。

5. 各层次需要间的层次顺序并非固定不变　不同的人,在不同的条件下需要的层次顺序会有所不同,最明显、最强烈的需要应首先得到满足。不同层次需要的发展与个体年龄增长相适应,也与社会的经济与文化教育程度有关。高级需要的满足比低级需要满足的愿望更强烈,同时,高级需要的满足比低级需要的满足要求更多的前提条件和外部条件。

6. 随着需要层次的向上移动,各种需要的意义是因人而异的　它是受个人愿望、社会文化影响,由个人心身发展所决定的。有时也受环境或情景的影响,如流行病爆发期间乘飞机旅行时,安全的需要则占突出地位。

7. 人的需要满足程度与健康成正比　在其他因素不变的情况下,任何需要的真正满足都有助于健康发展。

三、需要层次理论与护理

在护理实践中应用人类基本需要层次理论指导护理工作,有助于护士识别服务对象未满足的需要,找出护理问题;根据基本需要层次论的一般规律,充分理解整体护理的意义,满足服务对象不同层次的需要;同时,按照需要层次排列护理问题,根据轻、重、缓、急选择护理措施。

(一)基本需要对护理的意义

1. 识别病人未满足的需要　护士可按照基本需要理论的不同层次,从整体的角度,系统地收集资料,评估病人各个层次上未能满足的需要,发现护理问题。

2. 领悟和理解病人的行为和情感　需要理论可以帮助护士领悟和理解病人的异常行为。如化疗导致脱发的病人即使在夏天也要戴上假发或饰巾,是因为自尊的需要。

3. 判断病人的优势需要　按照基本需要的层次,有助于护士识别护理问题的轻重缓急,判定病人的优势需要,以此为依据制订护理计划。

4. 预测病人即将出现的需要　针对病人可能出现的问题,积极采取预防措施。如病人刚入院时主动及时介绍医院的制度、环境、负责治疗的医护人员等,以满足病人住院时安全的需要。

(二)病人未能满足的需要

1. 生理的需要　疾病常导致病人生理需要无法得到满足,护士应全面评估病人尚未满足的生理需要。①氧气:因呼吸道阻塞导致的缺氧、呼吸困难等。②水:脱水、水肿、电解质紊乱、酸碱失衡。③营养:肥胖、消瘦、各种营养素缺乏,不同疾病(如糖尿病、肾脏疾病)的特殊饮食需要。④体温:过高、过低或失调。⑤排泄:便秘、腹泻、大小便失禁、胃肠手术后的调整。⑥休息和睡眠:疲劳、各种睡眠型态紊乱。⑦避免疼痛:各种急、慢性疼痛。

2. 安全的需要　患病时的安全感会降低,包括担心自己的健康没有保障;寂寞和无助感;怕被人遗忘和得不到良好的治疗和护理;易对各种检查和治疗产生恐惧和疑虑;对医护人员的技术不信任;以及担心经济负担等。因而安全的需要可包括:①避免身体受伤害,应注意防止发生意外。②避免造成病人心理上的威胁。

3. 归属和爱的需要　患病时,无助感增强,此需要往往显得更强烈,病人希望得到亲人、朋友和周围人的亲切关怀、理解和支持。

4. 尊重的需要　患病会影响自尊需要的满足。①缺乏自信,病人会觉得因生病失去自身价值或成为他人的负担,出现依赖、缺乏信心、无法胜任等行为。②隐私的暴露,进行体检时暴露躯体,或因病不得不接受一些侵犯隐私的处置。

5. 自我实现的需要　是个体最高层次的需要,自我实现需要的产生和满足程度因人而异。①患病常能影响各种能力的发挥,尤其是有重要能力丧失时,如偏瘫、失明等。②疾病导致才智的运用和发展受阻,因疾病暂时或长期失去某些能力,不得不离开自己的学习、工作岗位,使其人才目标不能实现。

（三）帮助病人满足需要

根据需要的作用,护士在护理病人时,一方面应满足病人的基本需要;另一方面,更应激发病人依靠自己的力量恢复健康。只有当病人意识到自己有力量摆脱病痛,获得康复时,才会积极参与护理活动,与医护人员良好合作。在这种需要的满足过程中,个体的自护能力便得到了发展。护士在通过评估明确病人存在的未能满足的需要后,应根据病人的具体情况制订相应的护理计划,选择合适的护理措施,帮助病人满足基本需要,解决健康问题。满足病人需要的方式有如下几种:

1. 直接帮助　对完全没有能力满足自己需要的病人,如意识不清的病人,护士提供直接的帮助,全面帮助满足其生理和心理的需要。

2. 间接帮助　对于部分能自行满足基本需要的人,护士应鼓励病人自己完成力所能及的活动,帮助他们发挥最大潜能以满足需要,最终达到独立状态。如骨折病人,应鼓励病人进行肢体功能锻炼,以逐步恢复满足基本需要的能力。

3. 教育支持　对于有能力满足自己基本需要的病人,通过健康教育、咨询、指导等方法,减少和消除可能影响基本需要满足的障碍因素,预防潜在健康问题的发生。

第三节　压力与适应理论

人生活在纷繁复杂、竞争激烈的现代社会,都会历经各种各样的压力,不同的个体会采用不同的适应方式。学习压力与适应理论可以使护士进一步认识压力并积极应对生活、学习和工作中的压力,能够全面评估自身及服务对象的压力,采取恰当的减压措施,促进身心健康。

一、概述

（一）压力的概念

压力(stress)又称"应激",是一个复杂的概念,不同的学科对压力研究的侧重点不同,对压力有不同的解释及看法。"压力学之父"汉斯·塞利(Hans Selye)从生理学角度认为,压力是环境中的刺激所引起的人体的一种非特异性反应。心理学家 Lazarus 则认为,压力是人与环境交互作用出现的一种结果。目前普遍认为,压力是个体对作用于自身的内外环境刺激做出认知评价后,引起的一系列生理及心理紧张性反应状态的过程。

压力源(stressor)指任何能使人体产生压力反应的内外环境的刺激。常见的压力源有以下几类:

1. 生理性压力源　如饥饿、疲劳、疼痛、疾病等。

2. 心理性压力源　如焦虑、恐惧、生气、挫折、不祥的预感等。

3. 生物性压力源　如细菌、病毒、寄生虫等。

4. 物理性压力源　如高温、强光线、噪声等。

5. 化学性压力源　如空气、水污染,药物毒副作用等。

6. 社会文化性压力源　如孤独、人际关系紧张、学习成绩不理想,工作表现欠佳等;如人从一个熟悉的文化环境到另一个陌生的文化环境而出现的紧张、焦虑等不适应的反应。

（二）适应的概念

适应(adaptation)是指生物体以各种方式调整自己以适应环境的一种生存能力及过程。适应是应对的最终目的。个体在遇到任何压力源时,都会试图去适应它,若适应成功,身心平衡得以维持和恢复;若适应不良,就会导致患病。

二、压力与适应理论的内容

(一)压力与适应理论

加拿大生理心理学家塞利于20世纪四五十年代对压力进行了广泛的研究,并著成了其理论代表作《压力》,阐明了其理论的核心内容。汉斯·塞利认为,压力是机体应对环境刺激而产生的一种紧张性、非特异性反应。此种反应涉及身体的各个系统,主要是神经及内分泌系统,这种反应称为全身适应综合征(general adaptation syndrome,GAS)(图4-3),它是按照一定的阶段性过程进行的,而适应的程度则与人的应对能力及压力源的强度及持续时间有关。机体储存的适应能量是有一定限度的,如果能量被耗竭,机体缺乏适应压力的能力,最终的结果将导致死亡。

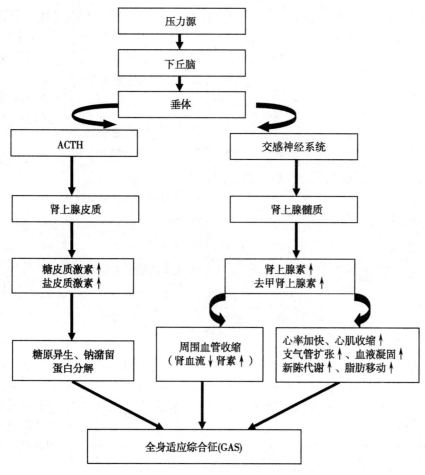

图4-3 压力反应的神经内分泌途径

汉斯·塞利主要从生理角度描述了人体对压力的反应,他认为压力的生理反应包括全身适应综合征(GAS)和局部适应症候群(local adaptation syndrome,LAS)。GAS是机体面临长期不断的压力而产生的一些共同的症状和体征,如全身不适、体重下降、疲乏、倦怠、疼痛、失眠、肠胃功能紊乱等。这些症状是通过神经内分泌途径产生的。LAS是机体应对局部压力源而产生的局部反应,如身体局部炎症而出现的红、肿、热、痛与功能障碍。

压力是维持正常生理和心理功能的必要条件,适当的压力有助于提高机体的适应能力;长期压力作用对健康产生消极作用,如削弱心理健康、影响社会功能、引起身心疾病等。Selye认为,"适应"在疾病中起着相当重要的作用,适应不良就能引起疾病。适应不良包含着两种情形:防卫不足与防卫过度。防卫不足可引起严重感染或溃疡等,而防卫过度可致过敏、关节炎、哮喘等。

视频:压力反应的三个阶段

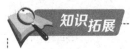

知识拓展

生活事件量表简介

美国精神病学家托马斯·何姆斯(Thomas Holmes)教授将人类的生活事件归纳为 43 种,用生活变化单位(life change unit,LCU)来表示每一生活事件对人影响的严重程度,编制了社会再适应评分量表,用于收集个体在近一年内经历的生活事件数目,用量化的方式评估其生活变化的程度,以推断个体罹病的几率。若一年内的 LCU 不足 150 分,则下一年基本健康;若 LCU 为 150～300分,提示次年有 50% 的几率患病;若 LCU 超过 300 分,提示次年患病的几率为 70%。

社会再适应评分量表

生活事件	LCU	生活事件	LCU
1. 丧偶	100	23. 子女离家	9
2. 离婚	73	24. 姻亲间的不愉快	29
3. 夫妻分居	65	25. 个人的突出成就	28
4. 入狱	63	26. 配偶开始上班或失业	26
5. 家庭成员死亡	63	27. 开始上学或终止学业	26
6. 受伤或患病	53	28. 生活条件的变化	25
7. 结婚	50	29. 个人习惯的改变	24
8. 被解雇	47	30. 与上司发生矛盾	23
9. 复婚	45	31. 工作时数和条件变化	20
10. 退休	45	32. 搬家	20
11. 家庭成员患病	44	33. 转学	20
12. 怀孕	40	34. 娱乐方式的改变	19
13. 性生活问题	39	35. 宗教活动的改变	19
14. 家庭添员	39	36. 社交活动的改变	18
15. 调换工作岗位	39	37. 借贷一万元以下	17
16. 经济情况改变	39	38. 睡眠习惯的改变	16
17. 好友死亡	37	39. 家人团聚次数的改变	15
18. 工作性质改变	36	40. 饮食习惯的改变	15
19. 夫妻不和睦	5	41. 休假	13
20. 借贷一万元以上	31	42. 圣诞节	12
21. 丧失抵押品的赎取权	30	43. 轻度违法事件	11
22. 职别变动	29		

(二)压力的防卫

人们有自然防卫能力,还可通过学习建立一些新的应对技能,来主动处理压力情况。以下防卫模式有助于人们避免严重压力反应。

1. 对抗压力源的第一线防卫——身心防卫　生理防卫包括遗传质、一般身体状况、营养状态、免疫功能等。如完整的皮肤可以防止体内水分、电解质和其他物质的丢失,健全的免疫系统可以抵御病毒和细菌的侵袭。

心理防卫指心理上对压力作出适当反应的过程。人们常常在潜意识的状态下运用一种或多种心理防卫机制,以解除情绪冲突、避免焦虑和解决问题。如当个体听说自己身患癌症时,可能予以否认。这些带有自我欺骗倾向的心理防卫,如果运用适当,则有益于心理成长与发展,如果过度运用或运用不当,将导致不良后果。心理上的防卫能力取决于个体过去的经验、教育程度、生活方式、社会支持、经济状况、出现焦虑的倾向及性格特征等。

2. 对抗压力源的第二线防卫——自力救助　当一个人处于压力源较强,而第一线防卫相对较弱时,会出现一些身心应激反应,如反应严重,就必须进行自力救助,以减少疾病的发生。自力救助的内容包括:

(1) 正确对待问题:首先进行自我评估弄清问题来源,然后采取相应的办法,设法改变情景,若不可能改变压力源,至少可以改变自己的感受和反应。例如,考试临近、学习压力太大,可以安排一定时间放松。总之,要及早找出压力源,并及时处理,不要否认问题的存在而任其滋长,这对身心健康是很重要的。

(2) 正确对待情感:当人们遭受压力后,可表现出焦虑、沮丧、生气或其他情绪。应对这些情感的方法也是自我评估,尤其要注意发现这些情感是在什么情况下出现的,有哪些伴随的生理反应,如胃痛、心悸、哭泣、失眠等。当明确了所感受的情感及伴随的生理反应后,重要的是承认它,并回想过去经历过的应对方法,如与朋友交谈或适当运用心理防卫机制等来处理好自己的情绪。

(3) 利用可能得到的支持:当一个人经受压力时,一个强有力的社会支持网可以帮助其度过困难。一般而言,社会支持网中的重要成员可以是父母、配偶、子女和好友等,也可向有关的专业机构寻求支持。

(4) 减少压力的生理诱因:良好的身体状况是人们抵抗压力源的侵犯、减少不良反应的基础。因此,应提高人们的保健意识,如注意改善营养状况,控制和减少吸烟、酗酒等,以加强第一线防卫。此外,传统的气功疗法、松弛锻炼及一些娱乐活动,如听音乐、读有趣的书、公园散步等也是帮助人们解脱压力的实用方法。

3. 对抗压力源的第三线防卫——专业辅助　当个人面对强度过大的压力,通过上述方法不能减轻压力造成的影响,容易罹患身心疾病。因此必须及时寻求医护人员帮助,由医护人员提供有针对性的治疗和护理,如药物治疗、手术治疗、物理疗法、心理治疗等,并给予必要的健康咨询和教育来提高病人的应对能力,以利于身心康复。若个体不能及时获得恰当的专业帮助,则会使病情加重或演变成慢性疾病,如高血压、胃溃疡等。而这些疾病又可以成为新的压力源,加重病人的负担,并进一步影响其身心健康。

(三) 压力的适应

人类的适应较其他生物更复杂,所涉及的范围更广,包括生理的、心理的、社会文化和技术的适应。适应的层次包括:

1. 生理适应　是指通过体内生理功能的调整,适应外界环境的变化对机体需求的增加。有代偿性的适应,如进行长跑锻炼,开始会感到肌肉酸痛、心跳加快,但坚持一段时间后,这些感觉就会逐渐消失。这是因为体内器官的功能慢慢地增强,适应了跑步对身体所增加的需求。另外,适应有时可表现为感觉灵敏度的降低,这是由于固定刺激或持续反应而引起的。还有感觉的适应如"入芝兰之室久而不闻其香"正是此适应的表现。

2. 心理适应　是指当人们经受心理压力时,通过调整自己的态度、情绪去认识情况和处理问题,以恢复心理上的平衡。一般可运用心理防卫机制或学习新的行为(如松弛术)来应对压力源。

3. 社会文化适应　社会适应是指调节个人的行为,以适应社会的法规、习俗及道德观念的要求。文化适应则指调节自己的行为,使之符合特殊文化环境的要求。"入乡随俗"就是一种社会文化的适应。

4. 技术适应　是指人们在使用文化遗产的基础上创造新的科学工艺和技术,以改变周围环境,控制自然环境中的压力源。如现代网络技术的应用,人们必须学会适应。

三、压力与适应理论在护理中的应用

压力可成为众多疾病的原因或诱因,疾病又可成为机体新的压力源;学习压力与适应理论可以帮

助护士识别病人压力,进而缓解和解除压力;同时,还可帮助护士认识自身压力并减轻工作中的压力刺激。

(一)住院病人常见压力源

1. 陌生的环境 病人对周围环境不熟悉,对饮食不习惯,对作息制度不适应,对负责自己的医生、护士不了解等。

2. 疾病的威胁 病人感受到严重疾病的威胁,如想到可能得了难治或不治之症,或即将手术、可能致残等。

3. 与外界的隔离 病人与家庭分离或与他人隔离,不能与亲友谈心,与病友无共同语言,感到自己不受医护人员的重视等。

4. 信息的缺乏 病人对自己所患疾病的诊断、治疗及护理不清楚,对医护人员说一些医学词汇听不懂,自己提出的问题得不到答复等。

5. 自尊的丧失 病人因疾病而丧失自理能力,进食、如厕、洗浴、穿衣等都需别人协助,且须卧床休息,不能按自己意志行事等。

6. 医护人员的影响 若护士缺乏观察能力和熟练技术,对病情变化未能及时发现和及时处理;护理工作中对环境的安排不够妥当,如不够安静、光线过强、温度不适宜等,护理过程中忽视了言行一致的重要性,以致影响建立相互信任的护患关系,造成护患关系紧张。

(二)协助病人适应压力的护理方法

1. 心理疏导及自我心理保健训练 鼓励病人通过各种方式宣泄内心的感受及痛苦,如用语言、书信、活动等形式宣泄心理压力;与他人讨论有关感受以释放其心理压力。对病人进行自我心理保健的训练,如用语言暗示法、活动转移法等来减少自己的消极情绪。

2. 调动病人的各种社会支持系统 护士应帮助病人应用可能得到的社会支持系统,以取得如下效果:①提供信息及指导,帮助病人解决问题。②提供心理支持,使病人感到温暖,以保持病人的自尊心和价值感。③提供物质支持,以有形的形式帮助病人。④提供反馈,使病人更加明确所面临的处境。

3. 指导病人进行放松训练 对已经感受到较大压力的病人进行放松训练,如深呼吸训练、固定视物深呼吸训练、听音乐或病人喜欢听的自然声音、渐进性肌肉放松训练、引导想象放松训练、言语暗示放松训练等。

视频:住院病人常见压力源

第四节 成长与发展理论

由于护理服务贯穿于人从出生到死亡的各个生命阶段,因此,护士必须对人的生命全过程的生长与发展特点有所了解,才能主动地观察和判断服务对象的健康状况。成长发展理论主要研究人生命整个过程中个体身心变化与年龄之间的关系,学习该理论可以帮助护士掌握不同年龄阶段病人的心理特点,行为特征及基本需要,从而为病人提供全方位的护理服务。

一、概述

(一)概念

1. 成长(growth) 又称生长,指由于细胞增殖而产生的生理方面的改变,表现为各器官、系统体积和形态的改变,是量的变化,可用量化的指标来测量,如身高、体重等。

2. 发展(development) 又称发育,指生命中有顺序的可预测的功能改变,是个体随着年龄的增长以及与环境间互动而产生的身心变化过程。表现为细胞、组织、器官功能的成熟和机体能力的成熟。

3. 成熟(maturation) 是指个体生理上的成长与心理、智能发展充分发挥的过程,是成长与发展的结果。狭义的成熟是指生理上的生长发育;广义的成熟还包括心理社会的发展。

(二)特征

1. 成长与发展是一个持续的过程 成长与发展处于不断进行的过程中,持续于人的整个生命周期,具有顺序性、规律性,遵循由低级到高级、简单到复杂的发展规律。

2. 成长与发展的过程具有阶段性　每个发展阶段都具有各自的特性和发展任务,每个人体只有在完成或基本完成一个阶段的发展任务后,才能进入到下一阶段。

3. 成长和发展有个体的差异性　每个人体的发展阶段都是按照自己独特的方式和速度进行的,与遗传和环境的影响密切相关。

4. 成长和发展需要时间和经验的积累　发展是个体通过不断地学习、积累经验而逐步成熟才获得的,不可能一蹴而就。

二、成长与发展理论的内容

(一)成长与发展理论的基本内容

成长与发展是一个整体的概念,对个体成长与发展的了解和评估主要考虑如下几方面内容:

1. 生理方面　主要包括身体的成长、发育和功能的成熟、发展。如器官体积的增大和功能的完善。

2. 认知方面　主要指与大脑的成长、发育和功能的发展,包括感觉、知觉、注意、记忆、思维、语言等。

3. 精神方面　是指人体在成长发展过程中产生的生命意义及对生存价值的认识。

4. 情感方面　指人体在对客观事物认识过程中判断是否能满足需要而产生的喜、怒、哀、乐、悲、恐、惊等各种体验和发展。

5. 道德方面　主要指个体的道德认识、道德情感、道德意志、道德行为等方面的发展。

6. 社会方面　指个体在与外界其他个体的交往过程中有关社会态度和社会角色的形成、社会规范的确立等。

(二)成长与发展的规律

人的成长和发展过程非常复杂,受诸多因素的影响,但仍然遵循一定的规律。

1. 预测性和顺序性　成长发展具有一定的规律,以一定的顺序、可预测的方式进行,这种顺序不可逾越和不可逆转。一般遵循由上而下、由近至远、由粗到细、由低级到高级、由简单到复杂的顺序。例如头在胎儿期和婴儿期发育最快,以后生长不多。所以婴幼儿头大身体小四肢短。以后四肢的增长速度快于躯干,逐渐变得头小、躯干粗、四肢长。

2. 连续性和阶段性　成长与发展在人体的整个生命阶段不断进行,是一个连续的过程,但发育是分阶段的。每个人体都要经过相同的发展阶段,每个发展阶段都各具有一定的特点,与一定的年龄相对应,占优势的特征是该阶段的本质特征,也包含前一阶段的特征,并为后一阶段打下基础。发展的阶段不能跨越也不能逆转。如只有生殖器官发育到一定的阶段才能进入青春期,青春期是个体由儿童向成年人过渡的时期,不可跨越也不能逆转。

3. 不平衡性　在人的体格生长方面,各器官系统的发育快慢不同、各有先后,具有非直线、非等速的特征。如神经系统发育最早;生殖系统先慢后快,至青春期才迅速发育。

4. 人体差异性　成长发育受多种因素影响。由于每个人体的遗传、环境不同,在生理、心理、社会各方面的成长和发展都会具有个性特征。

5. 关键期　是指人体在成长发展过程中,一些行为的获得发展最快的某个特定时期,在这个时期受到不良因素影响则很容易造成缺陷。如果错过了关键期,将会对以后的成长发展带来难以弥补的影响。

(三)影响成长与发展的因素

遗传和环境是影响成长发展的两个最基本因素。遗传决定成长发育的潜力,这种潜力又受到环境因素的作用和调节,两个方面共同作用决定了人体成长发展的水平。

1. 遗传因素　基因是人类成长与发展的重要因素之一。基因决定了人体发展过程中身体的可能范围,控制着身体的生物特性。人体的成长发展受到父母双方遗传因素的影响,表现在身高、体形、肤色及面部特征等生物学特征,同时也表现在性格、气质和智力等心理社会特征。

2. 环境因素　环境是影响人类成长发展的另一重要因素,决定发展的速度及最终达到的程度,主要包括:

视频:成长与发展的规律

（1）孕母状况：胎儿在子宫内发育受孕母年龄、营养、健康状态、情绪和生活环境各种因素的影响。

（2）营养：充足合理的营养是生长发育的物质基础，是人体健康成长发展的重要保证。长期营养不良或营养过剩都会影响人体的成长发展。

（3）家庭：家庭环境对人体的成长发展起着重要的作用。如家庭的居住环境、卫生习惯、教养方式、家庭气氛、父母的角色榜样、受教育的机会、有效的健康保健措施以及家庭成员的生活方式等，都会对人体的成长发展产生深远的影响。

（4）学校：学校是个体接受教育的场所，学校通过有计划地、系统地传授知识、提供人体将来立足社会所必需的知识、技能与社会规范。因此，人体进入学龄期后，学校就是成长其社会化的重要场所。

（5）社会：不同的社会文化环境对人在各个发展阶段所需要完成的任务有所不同。因此，不同文化背景下的教育方式、生活习俗、宗教信仰及社会事件等，都对人的成长发展有不同的影响。

3. 个体因素　人体因素在人的成长发展过程中具有主观能动性的作用。但受到遗传和环境因素的制约。

（1）健康状况：个体的健康状况不仅影响人体的体格发育，而且会不同程度地影响人体的心智发育，尤其在发展的关键期。疾病、药物等均可影响儿童的成长发展。

（2）自我因素：人的自我意识的形成一般在 2 岁左右，而其独立的行为也在这时开始出现，使个体有能力去选择自己的生活方式，从而不同程度地影响人体的成长发展。

（3）其他因素：如人体内环境、动机及学习过程等也会影响人体的成长发展。

（四）不同成长发展阶段的特点

1. 胎儿期　从卵细胞和精子结合到新生儿出生的时期，约 40 周。此期生长发育迅速，胎儿营养完全依赖母体，孕母的健康、营养、情绪、疾病等对胎儿的生长发育有着直接影响。

2. 新生儿期　是从胎儿娩出，到 28 天的时期。此期小儿脱离母体开始独立生活，身体内外环境发生巨大变化，而机体的生理调节和适应能力还不够成熟，易出现体温调节方面的异常，也容易发生溶血、感染、硬肿等各种疾病，不仅发病率高，且死亡率也高。

3. 婴儿期　自出生 29 天到 1 周岁之前为婴儿期。此期是小儿生长发育最迅速的时期，所以需要摄入高热量和营养丰富的食物，尤其是蛋白质的摄入，如得不到满足，容易引起营养缺乏。但此期小儿的消化吸收功能尚不完善，容易发生消化不良与营养紊乱。

4. 幼儿期　1 岁到满 3 周岁之前为幼儿期。此期小儿智能发育较前增快，语言、思维和待人接物能力增强，能用语言表达自己的感情，心理上的需求逐渐超过生理上需求，自主性增强，常用"不"表示反抗，以"哭"引起人们的注意，称为"第一反抗期"，因此期小儿识别危险的能力不足，应该注意防范创伤和中毒等意外。

5. 学龄前期　3 周岁至 7 周岁为学龄前期。此期小儿体格发育速度减慢，而智能发育逐渐完善，求知欲和模仿性强，容易受环境的影响，具有高度的可逆性。因此，应从小培养良好的道德品质和行为习惯。

6. 学龄期　7 周岁至青春期前为学龄期。此期小儿体格发育稳步增长，除生殖系统外，其他器官都已经发育成熟，依赖减少，独立生活能力增强。智能发育也较之前成熟，分析、理解、综合、控制能力增强，是接受科学文化知识的最好时期。

7. 青春期　女孩为 11～18 岁，男孩为 12～20 岁。此期个人差异较大，最主要的特点是生长与发育明显加快，体重、身高增长的幅度加大，第二性征出现。一方面，此期的神经内分泌调节不够稳定，容易引起心理、行为、精神方面的变化，情绪不稳定；另一方面由于接触社会增多，会遇到不少新问题，受外界环境影响较大；自我意识增强，有自己的主见，逐渐独立，不愿接受父母的意见，此期也称为"第二反抗期"。此期常由于主观和客观的冲突而发生心理问题。

8. 成年期　约 20～65 岁。成年期代表人的完全成熟，即身心发展完成。此期在社会立足，建立家庭，事业有成，所承受的矛盾和压力较大。

9. 老年期　按照 WHO 的定义，65 岁以上的为老人。此期人在身体、心理与社会适应等方面都面临许多改变与问题，如身体器官退化、功能的丧失，面对退休、亲人的离去等。

三、成长与发展理论在护理中的应用

（一）弗洛伊德性心理发展学说

弗洛伊德是奥地利神经科医生,他通过精神分析法观察人的行为,创建了性心理发展学说。他认为人是倾向于自卫、享乐和求生存的,其原动力(本能冲动)始自性的力量,是心理发展的基础。人格发展经历一个可重叠的阶段,前三个阶段是人格发展的关键时期,每个阶段的"原欲"会出现在身体的不同部位,如果条件环境不允许人的欲望得到满足,则会出现固结,即人的本能被压抑后,以潜意识的方式来表示,人格发展出现停滞,会产生压抑后的精神产品或变态心理。

1. 口欲期(0~1岁左右)　口部为快乐中心,这一时期婴儿专注与口有关的活动,快感来源为吸吮、吞咽、咀嚼等。如果口部的欲望得到满足,则有利于情绪及人格的正常发展。此期注意满足婴幼儿口部的欲望,提供恰当的喂养和爱抚,以带给婴幼儿快乐、舒适和安全感。

2. 肛欲期(1~3岁左右)　肛门、直肠为快乐中心,这一时期婴儿要接受排泄大小便方面的训练。快感表现为排便和对排便的控制。训练大小便的控制及排泄方法要得当,使儿童养成清洁、有序、控制排便的良好习惯。

3. 性蕾期(3~6岁左右)　生殖器为快乐中心,儿童对男女生殖器的不同感到好奇,对自己的性器官感兴趣,这一时期儿童能分辨两性了,依恋异性父(母),出现恋父(母)情结。此期应引导儿童与同性别的父(母)建立性别认同感,有利于形成正确的性别行为和道德观念。反之就会造成性别认同困难或由此产生的道德问题。

4. 潜伏期(6~12岁左右)　兴趣转移到外界环境,这一时期儿童性欲倾向受到压抑,快感来源主要是对外部世界的兴趣。在此阶段,性心理比较平静。此期鼓励小孩从外界环境获得愉快感,认真学习、追求知识和积极锻炼身体,获得人际交往经验,促进自我发展。

5. 生殖期(12~18岁左右)　生殖期重新成为快乐的中心,兴趣逐渐转向异性,幼年的性冲动复活。由于躯体、内分泌系统的迅猛发展,第二性征也日益明显。此时青少年的性心理也有迅猛的发展,青少年对异性感到吸引,产生朦胧与不甚明确的情意。这就是异性恋的开始,但他们还缺乏社会经验与理智发展不足。他们的性器官发育逐渐成熟,但其整体心理水平还较幼稚,意志亦较薄弱,易受外界不良诱惑而导致性犯错,因此,被视为"青春期危机"。此期应培养孩子独立性和自立、自强、自我决策的能力,正确引导与异性的交往,建立良好的两性关系和正确的道德观。

视频：弗洛伊德性心理发展学说

（二）艾瑞克森的心理社会发展理论

艾瑞克森是美国哈佛大学的一位心理及人类发展教授。他根据自己的人生经历及多年从事心理治疗的经验,修正了弗洛伊德过分强调性的力量的观点,提出文化社会环境在人格发展中的重要作用,形成了心理社会发展学说。他将人格发展分为八个阶段,每一阶段都有一个心理社会危机需要解决。成功地解决每一个危机,人格得以顺利发展,如果危机不能解决就会继续存在,相继累加就会导致人格缺陷或行为异常。

1. 婴儿期(0~18个月)　危机是信任对不信任,任务是建立信任感,主要影响人员为母亲。要及时满足婴儿的各种需要;经常抱起并抚慰;减少不适及疼痛;减轻父母的焦虑,避免产生身体移情作用。

2. 幼儿期(18个月~3岁)　自主对羞愧或疑虑,任务是促进自我控制感、自信和自主性,主要影响人员为父母。要鼓励儿童进行力所能及的活动;提供自己做决定的机会并表示赞赏;对限制约束或痛苦治疗,应解释清楚并予以安慰。

3. 学龄前期(3~6岁)　危机是主动对内疚,任务是主动感,体验目标的实现,主要影响人员为家庭成员。要鼓励儿童通过游戏来探索世界,学习社会规则,为自己设定目标并努力去实现;鼓励引导好奇和探索性活动,增强儿童的主动感;满足患儿的合理要求,倾听感受、及时回答儿童提问。

4. 学龄期(6~12岁)　危机为勤奋对自卑,任务是获得勤奋感,主要影响人员为父母、老师和同学。要集中精力学习知识和技能,学习合作、竞争和遵守规则,是养成有规则的社会行为的最佳时期;鼓励和赏识强化勤奋,形成勤奋进取的性格,勇于面对困难和挑战;协助患儿适应医院环境,参与治疗护理活动。

5. **青春期(12~18岁)** 危机为自我认同对角色混乱,任务是建立自我认同感,主要影响人员为同龄伙伴、崇拜的偶像。要关心其内心感受,与其讨论关心的问题;对正确的决定和行为给予赞赏和支持;帮助维持良好的自我形象,尊重隐私,安排与同龄病人交流和娱乐。

6. **青年期(18~35岁)** 危机为亲密对孤独,任务是发展与他人的亲密关系,主要影响人员为同龄异性朋友。要让其学会承担责任、义务,建立友谊、爱情和婚姻关系;建立相互信任、理解的人际关系;帮助保持与他人的亲密关系,帮助实现人生目标;避免因住院造成孤独感。

7. **中年期(35~65岁)** 危机是创造对停滞,任务是养育下一代,主要影响人员为同事和配偶。护士要给予更多的感情支持,帮助其调整和尽快适应病人角色。

8. **老年期>65岁** 危机是完善对失望,任务是建立完善感,主要影响人员为老伴、子女。耐心倾听老人对往事的叙说,帮助病人发掘潜能,鼓励参加所喜爱的活动,与他人多交往,进行心理疏导避免意外。

(三)皮亚杰的认知发展学说

皮亚杰是瑞士心理学家,他通过对儿童行为的观察,提出认知发展学说,他认为人体认知的发展就是个体与环境相互作用、相互适应的过程。皮亚杰将认知发展过程分为四个阶段。

1. **感觉运动期(0~2岁)** 婴幼儿通过感觉和运动来认知周围的世界,如吸吮、抓握、观看等。以正确或错误的方式尝试解决问题,对空间有初步的概念,开始协调感觉、知觉及动作间的活动。此期护士应提供感觉和运动刺激,促进婴儿智力发展,如通过抚触增加触觉刺激,用轻柔悦耳的语言增加听觉刺激等。注意不要让婴儿触及危险的物品,如药品、过小的玩具以免误入口中;输液时注意固定好,以免婴儿因抓握动作造成伤害。

2. **前运思期(2~7岁)** 儿童的思维发展到使用符号的水平,即开始用语言表达自己的需要。思维缺乏逻辑性和系统性。以自我为中心,认知物体人格化,认为动植物和其他物体都与自己一样,具有人的属性和生命;对成人研发制订的规则,采取服从的态度。护士应意识到此期幼儿以自我为中心的思维特点,尽量从幼儿的角度和需求出发进行护理活动。通过游戏、玩具等方式与儿童沟通,通过绘画让其表达自己的感受。通过制订适当的规则,使幼儿能服从病房的规定及配合治疗与护理。

3. **具体运思期(7~11岁)** 此期的儿童摆脱以自我为中心的思维方式,开始考虑问题的多个方面,想法比较具体,如在与人相处时,能考虑到他人的需要;具备复杂的时间和空间概念,能理解现在、过去和将来;能按物体的特征进行分类。护士与儿童沟通时,可采取图片、模型及简短的文字说明等方式,避免应用抽象的词语解释有关的治疗和护理过程,并提供适当的机会让儿童进行选择,如输液时可让其选择在哪个部位进行等。

4. **形式运思期(11岁起)** 此期思维能力发展迅速,接近成人水平,从具体思维发展到抽象思维和假设推理。能整理自己的思想,并能按可能性作出判断。富有想象,迷恋科学幻想。护理青少年时,可对治疗和护理过程做出更详尽的解释,列出接纳和不接纳的后果,鼓励其作出合理地选择。尊重青少年的隐私,对其一些天真的想法不要嘲笑或否定。

以上三个人格发展理论从不同的角度划分人格发展阶段,但都强调每个发展阶段有其特殊的发展任务,成功地完成这些发展任务是顺利通过下一阶段的基础。如果某一阶段心理冲突不能很好地解决,则为以后的发展带来困难,最终造成人格发展的缺陷。作为护理工作者一定要遵循人体的发展规律,采取合适的方式,让人体能顺利成长和发展,成为社会有用人才。

第五节　沟　通　理　论

一、概述

(一)概念

国外许多护理专家对沟通交流的概念进行了描述。1995年,波特(Potter)认为,沟通是指"在社会环境的语言和非语言行为,它包括所有的被人们用来给予和接收信息的符号和线索。"此外沟通还分别被定义为"所有人们之间相互影响和分享信息的过程,两个或两个以上的人之间的思想交换、信息从一个人传递到另一个人的过程,以及分享或传递感情的过程等。"概括起来讲,沟通(communication)是人与人之间交换意见、观点、情况与情感的过程。这一过程是通过语言与非语言行为来完成的,是建立人际关系的基础。

(二)沟通过程的基本要素

1. 沟通背景(communication context)　是指互动发生的场所或环境,是每个互动过程中重要的因素。它不仅包括物理的场所也包括每个互动参与者的个人特征,如情绪、情感、经历、文化背景及知识水平。

2. 信息发出者(message's sender)　是指发出信息的人,是将信息编码并进行传递的人,也称作信息的来源。其表达水平、表达的准确性影响交流效果。

3. 信息(message)　是指信息发出者希望传达的思想、情绪情感、意见和观点等,信息包括语言和非语言的行为以及这些行为所传递的所有影响。语言的使用、音调以及身体语言都是发出信息的组成部分。要注意信息的新颖性、价值性和受众的兴趣性。

4. 信息的接收者(message's receiver)　接收信息的人,接收者对信息的理解与判断也影响交流效果,如鲜花对于花农、女人、艺术家的意义是完全不同的。

5. 信息的传递途径(message's channel)　是指信息由一个人传递到另一个人所通过的渠道,是指信息传递的手段。如听觉、视觉与触觉。例如信息发出者的面部表情的信息是通过视觉途径,语言信息是通过听觉途径,在交流时护士把手放在病人肩上是使用触觉把关切和安慰等信息传递给病人。一般说来护士与病人的沟通中护士使用的沟通途径越多,病人越能更好地理解这些信息。如护士准备指导一位乳腺癌术后的病人进行上肢的功能锻炼,如果护士能把语言讲解和演示两种方法结合起来,使用其效果比仅用语言讲解好得多。

6. 反馈(feedback)　是指信息从接收者返回到信息发出者的过程。反馈有利于了解信息是否准确地传递给信息接收者,以及信息的意义是否被准确地理解。

二、沟通理论的内容

(一)沟通交流层次

鲍威尔(Powell)指出沟通大致可分为五个层次:一般性沟通、事务性沟通、分享性沟通、情感性沟通、共鸣性沟通。这五种层次的主要差别在于一个人希望把真正的感觉与别人分享的程度,而与别人分享的程度又直接与彼此的信任程度有关。

1. 一般性沟通(general communication)　在这种层次的沟通中双方只是表达一些表面的、肤浅的、社会应酬性的话题如"您好吗?""今天天气真好!"等。

2. 事务性沟通(transactional communication)　是一种只罗列客观事实的说话方式,不加入个人意见或牵涉人与人之间的关系,如"我今年40岁了。""现在我的伤口很疼。"

3. 分享性沟通(sharing communication)　当一个人开始以这种方式沟通时说明他已经在建立相互关系中有了信任感,因为这种交流方式必须将自己的一些想法和判断说出来并希望与对方分享。如病人有可能向护士提出他治疗上的意见和要求,在这种情况下护士对病人表示理解,绝对不能表现出不在意或嘲笑的行为,否则病人将会隐瞒自己的真实想法而只与护士进行一些表面性的沟通交流。

4. 情感性沟通(emotional communication)　一个人会很愿意告诉对方他的信念及对过去或现在一些事件的反应,他们彼此分享感觉,这样的分享是有建设性的而且是健康的。然而这种沟通交流的方式较难实现,只有在相互信任的基础上,有了安全感时才容易做到。

5. 共鸣性沟通(resonance communication)　是指沟通的双方达到了一种短暂的、"一致性"的感觉,或者不用对方说话就知道他的体验和感受,它是护患双方分享感觉程度最高的一种沟通交流方式,也是沟通交流所达到的最理想境界。

(二)沟通交流的方式

沟通交流的方式有许多,但大致可分为两大类即语言性沟通和非语言性沟通。

1. 语言性沟通(verbal communication)　是使用语言或文字进行的沟通,语言是用来传递信息的实际符号。只有当信息的发出者和接收者能够清楚地理解信息的内容,语言才是有效的。为了达到有效的沟通,护士必须选用病人易懂的语言和文字与病人进行沟通交流,并提高语言交流的技巧才能有

效与病人沟通,达到预期目的。语言沟通的技巧包括:

(1) 词汇(vocabulary):医生护士在工作中经常会用到一些医学术语,如果总是用医学术语与病人交流,病人就无法从护士那里了解到必要的信息,护士在与病人交流时要了解病人的文化程度,选择合适的、病人能理解的词语进行沟通。

(2) 语速(pacing):护士在说话前应认真思考合适的语速,说话不能太快或太慢,这样会影响语言的清晰度和有效性。当强调某事时,可以稍作停顿或加重语气语调。

(3) 语调(intonation):说话者的语调可以影响信息的含义从而影响沟通效果,即使是一个简单问题的陈述,凭借语调便可以表达热情、关心和愤怒等情感。情绪因素可以直接影响说话的语调,所以护士应时刻注意自己的情绪,避免因自己不佳的情绪状态影响了说话的语调。如果病人感到来自护士的信息是漠不关心的、屈尊的或是傲慢的,便会阻碍护患间的有效沟通。同样,病人说话的语调也可以为护士提供一些病人的重要线索,如病人的情绪、健康水平等。

(4) 幽默(humor):短语"笑是最好的药物"道出了幽默对健康的妙用,护士恰到好处的幽默可以帮助病人调整由于疾病产生的压力和紧张。但是对幽默的应用也应注意度的把握。

(5) 简洁(brevity):有效的沟通交流必须是简单、简短和重点突出的。清晰及简洁的语言有助于信息接收者在短时间内准确地理解所传递的信息。

(6) 相关性与时间性(relevance and timing):时间的选择对信息的接收是尤其重要的,通常最佳的交流时间是病人表示出对此有兴趣的时候,在谈话前护士最好先预约好病人的时间,协商的问题是病人十分关心的,而且要注意谈话的时间不宜太长、相关的主题不能太杂,以免影响病人休息。

2. 非语言性沟通(nonverbal communication)　是通过身体语言而不使用词语传递信息的交流称为非语言性沟通。它可以是伴随语言性沟通交流所发生的一些非语言性的表达方式和情况。一般认为,非语言性沟通交流是一个人真实感情更准确的流露,它包括以下几个方面:

(1) 仪表与身体外观(physical appearance):当两个人见面时,一个人的外表是首先被对方所关注的事情。据报道84%的人对另一个人的第一印象是基于他的外表。

(2) 身体姿态与步态(posture and gait):身体的姿态和步态可以反映一个人的情绪状态、身体健康情况和自我概念及宗教信仰等。直立的姿势和快速有目的的步态可以反映一个人有自信并且感觉健康良好;垂头弯腰的姿态和缓慢地拖着脚走表示一个人情绪抑郁、身体不舒服或对周围的事物不感兴趣;向前倾或朝向某个方向表示集中注意力。同时护士可以通过观察病人的姿势与步态来收集有价值的信息,如疼痛、骨折以及情绪抑郁。

(3) 面部表情(facial expression):面部表情是沟通交流中最丰富的源泉,其他身体语言无法与之相比。面部表情是一种共同的语言,精神病专家发现,不同国家、不同文化,人们的面部表情所表达的感受和态度是相似的。有研究显示人的面部可以展示六种主要的情绪有惊恐、害怕、生气、高兴、悲哀和厌恶。信息接收者常常根据对方的面部表情做出判断。面部表情可以表现一个人的真正情绪,也可以与真实的情绪相矛盾,有时还可以掩饰某种真正的情绪。由于面部表情的多样化,其表达出的意思有时很难判断。当面部表情不能够清楚地表达信息时,语言性反馈可以帮助寻找信息发出者的真实思想。

(4) 目光的接触(eye contact):眼神的交流是面部表情中非常重要的部分,在交流期间保持目光的接触,可以表示尊重对方并愿意倾听对方的讲述。通过目光的接触还可以密切地观察对方的一些非语言表示。在交流过程中如果缺乏目光的接触则表示焦虑、厌倦、不舒服、缺乏自信心或者有戒备心。最理想的情况是护士坐在病人的对面并使双方的眼睛在同一水平上,这样可以体现护患间平等的关系,同时也表示出护士对病人的尊重。

(5) 手势(hand gestures):人们常常不太注意自己的手势,但它却在表达思想和情感方面起到重要的作用。手势可以用来强调、加强或澄清语言信息。有时候手势和其他非语言行为结合起来可以代替语言信息。但是手势的应用也应得体,不可过多、重复或呆板。

(6) 触摸(touch):是一种无声的语言,可以表达关心、体贴、理解、安慰和支持。但触摸还有其他方面的意义,受文化、宗教、习俗等因素的影响。此外,年龄和性别在触摸的意义上也起着一定的作用,和其他非语言沟通交流方式比较,触摸是一种比较容易被误解的方法。因此,在专业范围内,审慎地、有选择地使用触摸对护患沟通交流起到良好的促进作用。如当病人紧张焦虑时护士紧紧握住病人的手,这样可以传递一种信息,即护士能够理解病人目前的处境和心理并希望去帮助他;如护士抱起大声哭闹的患儿并轻拍他,会使患儿有一种安全感,同时也能传递爱的情感。

总之,非语言交流有时是无意的,它不像语言性交流时可以更有意识地控制词语的选择,所以非语言行为比语言行为更具有真实性。非语言性沟通交流和语言性沟通交流是相互联系的,非语言的信息可以帮助人们判断语言信息的可信度,而非语言的暗示也可以增加语言信息的含义。

三、沟通理论在护理中的应用

（一）阻碍沟通的因素

1. 个人因素 包括信息发出者和信息接收者。

（1）身体因素:如沟通双方有年龄、疲劳、疼痛因素,或有失语、耳聋等情况时,都会影响沟通。

（2）情绪状态:沟通双方或一方情绪不稳定,如兴奋、愤怒时,可出现词不达意、非语言性行为过多,影响沟通过程。

（3）知识水平:沟通双方的教育程度存在差异、使用的语言不同、对同一事物的理解不一致,都会影响沟通效果。

（4）社会背景:种族、职业、社会阶层、生活习惯、宗教信仰、文化风俗等的不同,表达思想、感情和意见的方式,对事物的理解、价值观也不同,会影响沟通的顺利进行。

（5）其他:自我概念、个性特征、主观能动性等都是影响沟通的重要因素。

2. 环境因素

（1）物理环境:主要指舒适度,包括光线、温度、噪声、整洁度等因素。

在物理环境中对交流不利的因素第一是噪声,噪声对护士与病人的沟通产生不利的影响,安静的环境会使沟通更为有效;第二是缺乏隐秘性,在护患沟通中很可能会涉及到病人的隐私,护士在与病人交流时要考虑到环境的隐秘性是否良好,条件允许的话最好选择无人打扰的房间;第三是交往距离,在社会交往中,人们无意识或有意识地保持一定的距离,当个人的空间与领地受到限制和威胁时,人们就会产生防御性反应,从而减少沟通的有效性。一般说人际间交往的距离大致分亲密距离、个人距离、社会距离和公众距离四种。

亲密距离（intimate distance）:是指交流双方相距小于50cm。如果病人缺乏思想准备时,采取亲密的距离会引起病人某种程度上的不适。如果护士为病人查体时属于亲密距离,事前要向病人开门见山解释清楚。

个人距离（personal distance）:是指交往双方相距在50cm至1m之间,这种距离使护患双方都感到自然和舒适,因为个人距离既能表示良好的护患间帮助关系,又不至于产生某种程度的亲密感,所以个人距离是护患间进行沟通交流的理想距离。

社会距离（social distance）:是指交流双方相距在1.3m到4m之间。当护士与同事一起工作时或通知病人做好就餐准备时可采用社会距离。此外,医院的建筑环境如果使病房环绕护士站呈放射状分布,将有利于护患沟通与交流。

公众距离（public distance）:交往距离在4m以上。是公众场所保持的距离。如演讲、作报告、讲课等,这个距离一般不适用于个人交往

（2）社会环境:包括周围的气氛、人际关系、沟通的距离、环境的隐秘性、安全性等。

社会因素同样会影响信息的传递,最理想的方法是在与病人正式沟通前,先征求一下病人的意见,交流过程中是否期望有他人在场,如未成年的儿童特别是性格内向的孩子,当护士与他们交流时他们特别希望有父母的陪伴。

护理服务的质量优劣在很大程度上取决于护患关系的好坏,而良好的护患关系是建立在有效的沟通交流基础之上的。作为一个护士只有掌握好沟通交流要素与技巧,才能在与病人交往中建立良好的护患关系,增加护士为病人提供健康服务的有效性。

3. 沟通技巧因素

（1）改变话题:护士对谈话内容中觉得没有意义的部分缺乏耐心,而很快地改变话题,或护士忙

于工作,而轻易地直接打断谈话,都会阻止病人说出有意义的事情,同时会给病人一种护士不愿意与之交谈的感觉。

(2) 主观判断或匆忙下结论:护士不顾及病人的感受而作出主观性的判断,对病人的疑问匆忙下结论,或随意指责病人的说话方式,都会使沟通中断。如"你的想法是错的""你的话毫无根据"等。

(3) 虚假、不适当的安慰:当病人需要护士提供心理支持时,如果护士给予一些虚假的、肤浅的、不切实际的宽心话,诸如"不要胡思乱想,肯定会好的",会给病人一种不负责任、敷衍了事的感觉。

(4) 针对性不强的解释:当护士的解释与实际情况、与病人的自我感觉不相符合,会使病人对护士不信任,就难以继续沟通下去。如"这种药治疗你的病效果绝对好",而实际并非如此。

(二)掌握恰当的沟通技巧

为使护患沟通顺利进行,护士必须掌握常用的沟通技巧并合理运用。

1. 倾听(listenning)　倾听是通过听觉、视觉途径接收、吸收和理解病人信息的过程。倾听过程中,除了听他人所说的词句外,更应注意观察说话者的非语言性行为,如语调、面部表情、目光交流、身体姿势等,这样才能真正理解说话者所要表达的信息,也体现对说话者的尊重。具体的技巧有:

(1) 全神贯注(cathexis):应全神贯注地聆听。①与病人保持合适的距离,个人交谈双方相距0.5~1m为宜。②让病人有一个放松、舒适的环境和姿势,并注意病人的非语言行为,仔细体会病人的"弦外之音"。③保持目光交流。④避免分散注意力的动作,如不时地看表、东张西望等。⑤不随意打断病人的谈话或转换话题。⑥将病人的话听完整,不要急于下结论。⑦及时给予反馈,如轻声说"是""嗯"或点头、微笑等。

(2) 核实(verification):为核实自己的理解是否准确可用以下几种方式。①复述:将病人所说的话重复一遍。②意述:将病人的话用自己的语言叙述一遍,但要保持原意。③澄清:将一些模糊的、不明确、不完整的内容弄清楚,如"你的意思是……"等。④总结:用简明扼要的方式将病人所讲述的话重复一遍。

(3) 反映(reflection):将部分或全部沟通内容回述给病人,尤其是病人语句中隐含的意义,让病人明确你已理解他的意思,从而保证有效的沟通。

2. 提问(put questions)　在沟通过程中,可以通过提问来获取所需的信息。如护士恰当地提出问题,往往能鼓励病人提供更多、更准确的信息,也有助于护患关系的和谐发展。

提问的方式一般有两种:开放式提问和闭合式提问。开放式提问的问题范围广,不要求有固定的回答,如"你今天感觉怎么样?"闭合式提问的问题范围窄,问题的答案比较有限和固定,通常的回答为"是"或"不是",如"你是否发热?"提问的技巧有:

(1) 善于组织提问内容:提问内容应少而精,主题明确,适合病人的理解水平,尽量将医学术语解释清楚。

(2) 注意提问的时机:一次只问一个问题。某一问题未能获得明确解释前,过早提问既打断思路又显得没有礼貌,而过迟提问易产生误解,因此应抓住提问的有利时机,等待双方都充分表达的基础上再提出问题。

0409

沟通技巧
——提问

(3) 注意提问的语气、语调、语速:提问时,语气生硬、语调过高、语速过快,容易使对方反感,不愿回答;反之,容易使对方心里焦急,不耐烦。

(4) 避免诱导式提问和令病人不愉快的提问:要注意提问的方式,如那些指明了自己意向的诱导式提问应避免;一些让病人不愉快的、不愿提起的问题应避免;不可以借助提问,强迫病人同意自己的观点。

3. 沉默(silence)　在护患沟通中,适当地运用沉默会有意想不到的效果。沉默可以给病人思考的时间,也可以给护士观察病人非语言行为和调整思绪的机会,尤其在病人悲伤、焦虑时,适当的沉默可让病人感觉到护士在认真地听、在体会他的心情。但如果沉默运用不适当,会使护患双方感到不自在,甚至阻碍有效沟通。

4. 触摸(touch)　触摸是一种常用的非语言沟通技巧,适当的触摸可以表达关怀、理解、安慰和支持,使情绪不稳定的病人平静下来,也是与视觉、听觉有障碍的病人进行有效沟通的重要方法。但由于沟通双方年龄、性别、种族、社会文化背景、风俗习惯等方面的差异,触摸的方式、部位应有所不同,触摸表达应非常个体化,否则会产生负面影响。常用的方式有握手,抚摸头部、肩部、背部、手臂,抱抱小孩等。

5. 自我开放(self-disclosure)　自我开放就是真诚、坦率地与他人交流沟通。如护士结合自己的经历和生活来交谈,或把自己对情景的想法和感受与病人分享。坦诚地面对病人,有利于取得病人的信任。

6. 神经语言程序(neuro-linguistic programming,NLP)　神经语言程序是从语言学、心理学、神经生理学、动力学及计算机学发展而来的一种沟通方法,对建立信任与和谐十分有效。其方法是护士与病人沟通时,与对方采取一致的步调,如选择与病人相似的姿势、体位,说话时采用与病人相似的词汇、语调、语气、语速、语量,甚至面部表情和呼吸速率也与病人相协调。这将与病人建立一种信赖关系,病人可由你的呼吸速率渐渐缓和、身体姿势的放松、说话声音的降低而渐渐过渡到放松舒适的状态。

（章晓幸　车晓宁）

思考题

1. 可以用哪几种方式来满足病人的需要?
2. 适应有几个层次,每个层次各有什么特点?
3. 住院病人会有哪些压力?
4. 王某,女,32 岁,已婚。诊断:"乳腺癌",于 1 周前行乳腺癌根治术,手术经过顺利,现手术创面恢复良好,生命体征稳定。但病人一直情绪低落,经常独自流泪,觉得生活没有意义。

问题:
（1）王女士现在有哪些需要? 其中优势需要是什么? 如何满足王女士的需要?
（2）是什么原因导致王女士情绪低落的,如何帮助其适应目前状态?

思路解析

扫一扫,测一测

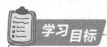

1. 掌握自理理论的基本概念和主要内容;适应模式的基本概念和主要内容;人文关怀理论在护理中的应用。
2. 熟悉健康系统模式的基本概念和内容;跨文化护理理论的基本概念和内容。
3. 熟悉自理理论的临床护理应用;适应模式的临床护理应用。
4. 了解健康系统模式的临床护理应用;跨文化护理理论的临床护理应用。

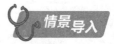

情景描述

刘先生,40 岁,本科文化程度,部门经理。3 周前因车祸致"左股骨颈骨折",遵医嘱行人工半髋关节置换术。术后 1 周,护士小王在为其进行护理时发现病人发热,左髋部有脓性渗出。通过进一步耐心交谈得知,病人以前身体非常健康,但饮食不规律,喜欢辛辣食物,又爱好喝酒和吸烟。入院以来非常焦急,担心疾病预后,夜间易醒,睡眠质量差。

请思考:
1. 刘先生能否适应目前的状况?
2. 刘先生的生活方式是否有利于其疾病的康复?
3. 护士应如何帮助病人满足其自理需要?

任何一门学科都有其独特的知识体系作为理论基础,用以指导实践。护理学作为一门年轻的学科,除了应用其他学科的理论与模式,如一般系统论、人类基本需要层次论、成长与发展理论以及压力与适应理论之外,护理学者一直致力于深入探讨护理的现象和本质,提出了不同的护理理论与模式,初步形成其特有的理论体系,为护理专业的发展奠定了基础,为护理实践、教育、管理和研究提供了科学依据。

第一节　奥瑞姆的自理理论

自理理论(theory of self-care)是由美国当代著名的护理理论家奥瑞姆(Dorothea E. Orem)于 1971 年提出,该理论主要阐述了什么是自理、个体什么时候需要护理以及如何提供护理以帮助人们提高自理能力,满足其自理需要。奥瑞姆的自理理论已经广泛应用于护理教育、护理实践、护理管理以及护理研究。

奥瑞姆简介

一、自理理论的主要内容

奥瑞姆的自理理论主要由三部分组成,即自理理论、自理缺陷理论和护理系统理论。

(一)自理理论

自理理论着重阐述了什么是自理、人有哪些自理需要以及哪些因素会影响个体的自理能力。包括以下概念:

1. 自理(self-care)　又称自我护理或自我照顾。自理是个体为了维持生命、健康和功能完好所采取的一系列自发性调节活动。自理是可以通过学习或经他人的帮助、指导而获得的有意识的行为。这一概念是整个自理理论的基础。

2. 自理能力(self-agency)　是指个体进行自理活动或自我照顾的能力。一般情况下,人都有自理能力,但这种能力的大小受年龄、发展水平、生活经历、文化背景、健康状况以及可得到的条件等因素的影响。个体的自理能力可以通过后天的实践和学习不断得到提高和发展。

3. 基本条件因素(general conditions factors)　是指反映个体生活状况特征及其生活条件的一些因素。这些因素会影响个体的自理能力。如年龄、性别、生长状态、健康状况、社会文化背景、健康服务系统、家庭系统、生活方式与行为习惯、环境因素以及可利用的资源等。

4. 治疗性自理需要(therapeutic self-care demands)　是指在某一时期内,个体所面临的所有自理需要的总和,包括一般的自理需要、发展的自理需要和健康不佳时的自理需要。

(1)一般的自理需要:是指个体为维持自身的结构完整和功能正常的自理需要,在生命周期的各个发展阶段必不可少,是人类生存和繁衍的共同需要。

奥瑞姆认为一般的自理需要包括:①摄入足够的空气、水分和食物。②提供与排泄有关的控制和协调。③维持活动、休息和睡眠的平衡。④维持独处与社会交往的平衡。⑤预防和避免对生命健康的有害因素。⑥努力达到群体所认同的正常状态。

(2)发展的自理需要:是指个体在成长发展过程中所产生的,与发展阶段相适应的特殊的自理需要,或某些特定状况下的需要。

奥瑞姆认为发展的自理需要包括:①不同成长发展阶段的特殊需要:如在新生儿期、婴幼儿期、青春期、更年期等各阶段,都有其特殊需要。②成长发展过程中的特定状况下的需要:如失学、失业、丧亲等特定状况下,为避免或减少不良后果而产生的需要。

(3)健康不佳时的自理需要:是指在个体遭受疾病、损伤、残疾、接受治疗以及其他特殊病理变化时产生的需要等。

奥瑞姆认为健康不佳时的自理需要包括:①寻求及时、适当的治疗与护理。②认识、预防、警惕和应对疾病导致的身心反应。③有效地遵从医嘱接受治疗;④认识、警惕、应对以及调整因治疗和护理带来的不适及不良反应。⑤接受并适应患病角色。⑥学会并适应患病状态带来的影响。

(二)自理缺陷理论

自理缺陷理论(theory of self-care deficit)着重阐述了个体什么时候需要护理。该部分是奥瑞姆自理理论的核心内容。

奥瑞姆认为当由于各种情况导致的个体的自理能力的下降或自理需求的增加,即个体的自理能力不足以满足其治疗性自理需要时,就会出现自理缺陷,也就需要护士提供护理照顾,帮助其满足自理需要,使其尽快恢复健康。而当个体出现自理缺陷时,说明需要外界的介入以帮助其保持或恢复自身的平衡,否则平衡将被破坏,出现疾病状态。如婴儿、老年人、残疾人等,由于生长发育或机体功能的缺失等原因使得其自理能力无法满足自理需求,需要护士提供护理照顾。

(三)护理系统理论

护理系统理论(theory of nursing system)着重阐述如何通过护理系统提供护理帮助,满足个体治疗性自理需要。

奥瑞姆根据病人的自理需要和自理能力以及护士提供的帮助将护理系统分为三类,包括全补偿护理系统、部分补偿护理系统和支持-教育系统。

1. 全补偿护理系统(wholly compensatory nursing system)　指病人完全没有自理能力,需要护士给予全面的照顾。适用于：①在神志上和体力上均无法满足自理需要的病人,如昏迷病人、全身麻醉病人或植物人。②神志虽然清醒,但在体力上无法满足自理需要的病人,如高位截瘫的病人或医嘱限制其活动的病人。③体力上虽能满足其自理需求,但存在严重的智力缺陷或精神障碍的病人,如老年痴呆以及精神分裂症病人等。

2. 部分补偿护理系统(partly compensatory nursing system)　指病人有部分自理能力,尚不能完全满足其自理需要,需要护士提供部分护理照顾以弥补其不足。如手术后病人下床活动、如厕等。

3. 支持-教育系统(supportive-educative system)　指病人能够满足自理需要,但需要护士提供支持、教育以及指导等服务才能够完成。如乳腺癌术后恢复期进行患肢的功能锻炼、糖尿病病人的胰岛素注射等。

护士应按照以上三种护理系统的适用人群进行合理选择,护理系统的选择并不是固定不变的,针对同一病人,可根据病人自理能力及治疗性自理需求的变化而选择不同的护理系统提供帮助。针对不同护理系统,护士的职责以及护士与病人的角色行为,奥瑞姆设计了 3 个护理系统示意图(图 5-1)。

二、自理理论与护理实践

由于奥瑞姆自理理论通俗易懂、实用性强,因此,成为目前临床应用最为广泛的护理理论之一,根据奥瑞姆自理理论内容框架指导临床护理实践。

(一)评估自理需求,判断自理能力

此阶段护士通过收集资料,了解病人的自理能力和自理需要,从而确定是否存在自理缺陷,以及存在哪些自理缺陷、是否需要提供护理帮助。如通过评估病人的意识状态、生命体征、肢体活动、感知觉、营养状况、排泄情况,以及病人和家属对疾病的认知程度,对治疗护理的配合程度等判断病人的自理能力、自理需求以及家属有无知识缺乏等。

(二)选择护理系统,实施护理方案

通过对前一阶段所收集的资料进行整

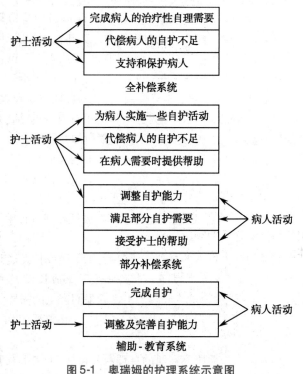

图 5-1　奥瑞姆的护理系统示意图

理、分析和判断,提出可能存在的自理缺陷及其产生的原因,并结合病人实际情况,选择适合的护理系统,制订护理方案并实施,包括具体护理措施、实施方法、时间及先后顺序、各种设备及其他物品。如针对完全没有能力进行自我护理的病人,需要护士提供全面帮助,包括营养、排泄、个人卫生和安全等,如病人及家属存在知识缺乏,则应根据其接受能力选择适当的方式进行疾病知识的宣传教育,同时做好心理支持;而对于只能部分满足自理需求的病人,则需要护士根据病人的情况协助其满足自理需要,同时加强自理缺陷功能的训练,使其获得一定的知识与技能,逐渐过渡到支持-教育系统。当病人有能力、但需要不断学习才能完成自理活动时,如糖尿病病人护士可以指导病人如何自我照顾、饮食护理、运动、用药以及如何检测病情变化等。

(三)调整护理计划,满足自理需要

根据护理方案提供护理帮助,并随时观察病人的反应,根据病人的自理需要和自理能力,及时调整护理方案,满足病人需要。病人的病情处于一个动态变化的过程,其自理能力和自理需求也在不断变化,同一病人在不同阶段需选择的护理系统也应有所不同,如一急诊脑外伤病人,入院时神志不清,完全不能自理,护士应根据其情况选择完全补偿护理系统,而随治疗护理的推进,病情有所好转,可以选择部分补偿护理系统或支持-教育系统。

第二节 罗伊的适应模式

适应模式是美国护理理论家卡利斯塔·罗伊(Sister Callista Roy)于1970年提出的。该模式围绕"人是一个整体的适应系统"这一观点出发,着重探讨了人作为一个整体面对环境中的各种刺激的适应层次和适应过程。

一、适应模式的主要内容

罗伊的适应模式是围绕人的适应行为,即人对周围环境中的刺激的适应而组织的。该模式在结构上包括五个部分,即输入、控制过程/应对机制、适应方式、输出和反馈(图5-2)。

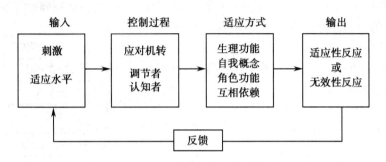

图 5-2 罗伊适应模式的基本结构

(一)输入

个体系统的输入(input)部分由刺激和个体的适应水平构成。

1. 刺激(stimuli) 罗伊认为凡是能够激发个体反应的任何信息、物质或能量单位均为刺激。其中来自外部环境的刺激称为外部刺激,如空气、声音、水源等;来自内部环境的刺激称为内部刺激,如体温、血压、激素水平等。罗伊根据输入的刺激按照作用方式的不同分为以下三类:

(1)主要刺激:是指当时面对的、对个体的影响程度最大、需要立即应对的刺激。可以是生理上的变化,也可以是环境或人际关系的变化等,如疾病、住院或丧亲等。

(2)相关刺激:是指对主要刺激引起的行为反应有影响的其他刺激,如性别、生活方式以及文化背景等,相关刺激通常是可以观察和测量的。

(3)固有刺激:是指原有的、构成本人特征的刺激,如个人的信念、态度、性格等,通常是不易观察和测量的。

2. 适应水平(adaptation level) 是指个体所能承受或应对的刺激的范围和强度。适应水平受个体的发展水平和应对机制的影响。因此,个体的适应水平处于动态变化之中,同时适应水平也有个体差异性,即同一个体其适应水平在不同时期表现不同,不同的人适应水平也有所不同。当刺激的数量和强度在个体适应水平范围内时,系统输出的是适应性反应;当刺激的数量和强度超出个体的适应水平时,系统将输出的是无效反应。

(二)控制过程

控制过程(control process)即应对机转,是指个体对外界或内在环境中的刺激的内在应对过程,包括生理调节和认知调节。

1. 生理调节(physiological regulation) 即机体通过神经-化学-内分泌途径进行调节、控制机体对刺激产生的反应,是先天获得的应对机制,又称调节者。如当机体发生细菌感染时,体内白细胞升高,体温升高以对抗细菌入侵等。

2. 认知调节(cognitive regulation) 即机体通过大脑的皮层接受信息、学习、判断和对情感变化等复杂过程进行调节,是后天习得的应对机制,又称认知者。如心绞痛发作时,病人服用硝酸甘油以缓解病情等。

(三)适应方式

适应方式(adaptive mode)即机体通过生理调节和认知调节对刺激做出的适应活动和表现形式,又

称效应者,包括以下 4 个方面:

1. 生理功能(physiological function)　是指与人的生理需要相关的适应方式类型,包括氧气、水、营养、排泄、休息以及活动等。目的是保持个体生理的完整性。

2. 自我概念(self-concept)　是指个体在特定时期对自己的感觉、评价和信念,包括躯体自我和人格自我。躯体自我是个体对自己躯体的感知与评价;人格自我是个体对自己的智力、能力、性情、伦理道德、社会地位等方面的感知预评价。目的是维持个体在心理上、精神上的完整性。

3. 角色功能(role function)　是指个体在特定场合履行所承担的角色以及满足社会对其角色期待的情况。人的角色分为主要角色、次要角色及临时角色,其中主要角色是一个人行为方式的决定因素,次要角色是一个人的社会功能的体现,而临时角色是由人的业余生活或暂时性的一些活动所取得的。其目的是维持个体的社会心理的完整性。

4. 互相依赖(inter-dependence)　是指个体与其重要关系人或支持系统间的相互关系,反映人的社交与人际交往能力。目的是保持个体的社会功能的完整性。

（四）输出

输出(output)个体通过各种应对机制,对刺激进行调节与控制,产生输出部分。结果分为适应性反应和无效性反应两种形式。

1. 适应性反应(adaptive reaction)　是指个体能够适应刺激并维持自我的完整统一。

2. 无效性反应(invalid reaction)　是指个体不能适应刺激,自我的完整性受到破坏。

（五）反馈

当输出的结果是适应性反应时,可促进个体的完整性,并使个体得以生存、成长、繁衍、主宰及自我实现。相反,无效性反应则不能达到这些目标,容易导致疾病,从而进一步影响个体的适应水平。因此,促进、恢复和维持健康可以提高个体的适应水平,促进个体适应性反应,减少或消除无效性反应。

二、适应模式与护理实践

根据罗伊的适应模式,将护理工作分为以下步骤:

（一）判断行为反应

此阶段护士通过收集资料,即生理功能、自我概念、角色功能及互相依赖四个方面的行为反应,分析个体能否保持自身的完整性,由此判断个体的输出行为是否为适应性反应,是否有利于健康,是否需要护士提供帮助等。无效性反应主要表现为:

1. 生理功能方面　包括缺氧、呼吸困难、营养不良、腹泻、便秘、尿失禁、发热、心律失常、疼痛、压疮、血压过高、电解质紊乱等。

2. 自我概念方面　包括自卑、自责、自我形象紊乱等。

3. 角色功能方面　包括角色不一致、角色冲突等。

4. 互相依赖方面　包括孤独、分离性焦虑等。

（二）识别刺激因素

护士通过对资料的整理,分析影响个体行为反应的主要刺激、相关刺激和固有刺激,从而识别个体产生无效反应的原因。

1. 主要刺激　即对个体健康影响最大的刺激因素,应排在优先位置。如外伤、手术、病理改变等,都可以成为主要刺激。因此,主要刺激可以是生理方面,也可以是心理社会方面;可以来自身体内部,也可以来自外部。

2. 相关刺激　即对主要刺激所引起的行为有影响的刺激,如吸烟、饮酒、高脂饮食等可以加重心血管疾病的产生。

3. 固有刺激　即可能对主要刺激的作用有影响的不确定因素,如性别、文化背景及个人既往患病经历等可能对目前疾病产生影响。

（三）制订目标行为

在尊重病人及家属权益基础上,与其共同制订可行目标,确定个体将达到的行为结果,维持和促进其适应性反应,减少或消除无效反应。根据情况目标可以是短期目标,也可以是长期目标。如"病人在休息 30 分钟后,胸痛消失"为短期目标。

(四)落实干预措施

通过应用各种应对机制或调节个体的适应水平以提高其适应能力,使得各种刺激控制在个体应对范围之内,从而实现目标。一般情况下,应先控制主要刺激,然后再控制相关刺激。如针对压疮病人,首先应采取定期变换体位、按摩周围组织等措施,以减少局部组织受压造成的血液循环障碍的主要刺激,同时通过饮食或静脉补充改善全身营养状况,并根据压疮程度进行局部对症治疗,如红外线或紫外线照射、创面消毒或局部坏死组织的清创等。

(五)评价行为结果

将干预后个体的行为反应与目标行为进行比较,确定目标是否实现,并根据实际情况调整干预方案的制订和执行。如果目标已经达到,护士可根据病人情况做出新的方案;如果目标没有达到,护士应根据资料重新作相应的调整,直到目标实现。

第三节　纽曼的健康系统模式

纽曼简介

视频:纽曼的系统模式

健康系统模式是由美国杰出的护理理论家贝蒂·纽曼(Betty Neuman)于 1972 年提出的。该模式是用整体观、系统观探讨压力对个体的影响,以及个体的调节反应和重建平衡能力的护理理论。

一、健康系统模式的主要内容

健康系统模式是一个以开放系统为基础构建的护理模式,重点叙述 4 个方面的内容,即与环境互动的人、应激源、个体面对应激源做出的反应以及对应激源的预防(图 5-3)。主要论述应激源对人的作用以及如何帮助人应对应激源,以发展和维护个体最佳的健康状态。

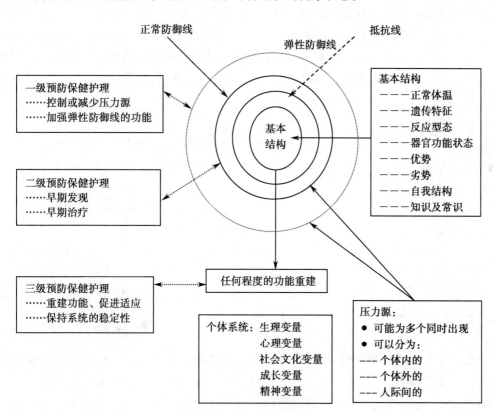

图 5-3　纽曼系统模式示意图

（一）人

纽曼健康系统模式认为人是一个不断与环境互动的开放系统,称为个体系统(client system),这一系统是由生理、心理、社会文化、发育、精神5种变量组成的复合体,这些变量相互作用,共同影响着个体的健康或疾病状态。这一系统可以是一个人,也可以是家庭、群体或社区。系统的结构可以用围绕一个核心的一系列同心圆来表示。

1. **基本结构**　纽曼认为所有生命体都有一些共同的特征,其核心部分称为基本结构(basic structure)或能量源,由人类生存的基本要素组成,包括解剖结构、生理功能、基因类型、认知能力等。基本结构一旦遭到破坏,个体便处于危险状态。

2. **抵抗线**　在纽曼的系统模式图中,围绕基本结构外围的若干虚线圈称为抵抗线(lines of resistance),是由一系列的抵抗因素构成,功能在于保护基本结构的稳定和恢复正常防御线,以保证机体内外环境的协调与平衡。当外界应激源侵入正常防御线时,抵抗线就被激活,以促使个体恢复到正常防御线的水平。一旦抵抗线被侵入,个体的基本结构就会遭到破坏,能量就会逐渐耗竭甚至死亡。

3. **正常防御线**　位于抵抗线外围的一层实线圈即为正常防御线(normal line of defense),是个体对内外环境刺激的正常、稳定的反应范围。其功能在于不断调整个体自身情况以应对和适应环境中的各种应激源,从而衡量个体的稳定程度和健康水平。当个体的弹性防御线不足以抵抗应激源入侵时,机体就会产生应激反应,表现为健康状态下降或出现疾病状态。

4. **弹性防御线**　弹性防御线(flexible line of defense)又称动态防御线,位于正常防御线外围的虚线,是个体系统的保护性缓冲系统,其功能在于防止外界应激源的入侵,保护正常防御线,使个体免受应激反应的影响。当弹性防御线与正常防御线的间距越远,表示其缓冲作用越强。同时,弹性防御线也受到个体生长发育、身心状态、社会文化等因素的影响。

个体系统的上述三种防御机制既有先天赋予的,又有后天习得的,其效能取决于个体系统的生理、心理、社会文化、发展及精神五个变量的相互作用。其中,弹性防御线保护正常防御线,抵抗线保护基本结构。因此,当个体遭遇应激源时,首先被激活的是弹性防御线,当弹性防御线抵抗无效时,正常防御线受到入侵,机体就会出现应激反应,同时,抵抗线也被激活,如果抵抗有效,则个体可恢复健康状态,如果抵抗无效,则个体的健康受到威胁。

（二）应激源

应激源(stressor)又称压力源,是指能够使个体产生紧张及对个体内环境的稳定和平衡造成威胁的所有刺激物。应激源可以来自于个体内部,也可以来自于外部环境。纽曼将应激源分为以下3种:

1. **个体内应激源(intrapersonal stressor)**　指来自于个体内、与个体内环境有关的生理、心理、社会文化、成长发展等方面的应激源,如疼痛、失眠、形象紊乱、孤独等。

2. **人际间应激源(interpersonal stressor)**　指来自于两个或多个个体之间,在近距离内作用的应激源,如护患冲突、同事关系紧张、人际沟通障碍等。

3. **个体外应激源(extra-personal stressor)**　指来自于个体系统之外、作用距离比人际间应激源更远的应激源,如大气污染、各种制度政策、法律法规等。

（三）反应

反应是指个体面对应激源时所做出的反应,包括生理反应、心理反应、社会文化反应以及精神与发展等方面的综合反应。应激反应的强度取决于应激源的性质、数量、持续时间,同时也受到个体应对资源、应对方式以及既往经验等的影响。纽曼赞同塞尔耶的应激理论中有关应激反应的描述。

（四）预防

护理的主要功能在于控制应激源和增强人体的各种防御机制,以保持个体系统的平衡与稳定。

纽曼提出三种不同水平的预防措施。

1. 一级预防（primary prevention）　指个体系统在应激反应产生之前就进行干预。其目的在于控制和减少应激源以及加强弹性防御线的功能。即通过识别环境中的应激源、危险因素，采取干预措施以减少或消除危险因素，保护正常防御线，避免发生应激反应或降低反应强度。

2. 二级预防（secondary prevention）　指在应激源穿过正常防御线导致机体发生应激反应时进行的干预。其目的在于加强内部抵抗线，保护基本结构。即通过早发现、早诊断、早治疗，以控制和降低应激反应的强度，促进个体系统稳定性的恢复。

3. 三级预防（tertiary prevention）　指在基本结构遭到破坏时进行的干预。其目的在于帮助病人恢复及重建功能，防止应激源的进一步损害。即通过健康教育以及充分利用个体内外资源，以维持系统的稳定性，防止复发。

二、健康系统模式与护理实践

纽曼的健康系统模式已在临床护理、护理教育及护理管理等方面得到广泛应用。应用该模式指导护理工作包括以下步骤。

（一）收集个体系统资料

包括个体系统的基本结构及各防御线的现状及特征，各种应激源以及应激反应（表5-1）。

表5-1　纽曼评估表

评估内容	具体内容
A. 一般资料	姓名_____年龄_____性别_____婚姻状况_____ 其他相关资料与信息_____
B. 个体感知到的应激源	1. 您认为目前您最主要的应激源或健康问题是什么？ 2. 您目前的现状与以往的日常生活方式有何不同？ 3. 您以前是否遇到过类似情景？如果遇到过，是怎样的情景？您是如何处理的？是否有效？ 4. 根据您目前的状况，您预期将来会怎样？ 5. 您目前采取了哪些措施，或您能采取哪些措施来帮助自己？ 6. 您期望照顾者、家人、朋友或其他人为您做些什么？
C. 照顾者感知到的应激源	1. 您认为病人目前最主要的应激源和健康问题是什么？ 2. 病人目前的现状与他以往的日常生活方式有何不同？ 3. 病人以前是否遇到过类似情景？如果有，是怎样的情景？病人是如何处理的？是否有效？ 4. 根据病人目前的状况，您对他将来的期望是什么？ 5. 您认为病人能做什么帮助自己？ 6. 您认为病人期望照顾者、家人、朋友或其他人为他做些什么？
D. 个体内部因素	1. 生理的：如活动度、身体功能等。 2. 心理-社会的：如态度、价值观、期望、行为型态、应对方式等。 3. 发展的：如年龄、认知发展程度等。 4. 精神的：如信仰、人生观、希望等。
E. 人际间因素	可能或已经对 D 造成影响的有关家庭、朋友、照顾者之间的关系和资源。
F. 个体外部因素	可能或已经对病人 D 造成影响的有关社区设施、经济状况、工作状况等。

（二）制订并实施干预措施

以一级预防、二级预防和三级预防作为干预措施，通过控制应激源、减轻应激反应、增强个体防御机能，使得个体系统维持平衡与稳定，见表5-2。

表 5-2　纽曼的三级预防及干预措施

三级预防	干预措施
A. 一级预防	1. 应激源:隐蔽的或潜在的应激源。 2. 应激反应:尚无具体表现,是根据目前的只是预估或假设可能出现的。 3. 目的:维持和促进个体的稳定性和完整性。 4. 干预:避免接触应激源;进行对应激源的脱敏治疗;强化个体的弹性防御线;增强个体的抵抗因素;提供教育;鼓励积极应对。
B. 二级预防	1. 应激源:现存的、明显的、已知的应激源。 2. 应激反应:有明确的症状。 3. 目的:恢复个体的稳定性、完整性。 4. 干预:根据健康变异的程度列出护理诊断,排列优先顺序;识别个体在应对方面的有利和不利的方面;针对不适应的症状进行控制,如减少噪声、提供经济援助等以支持各种有利于健康的因素,减少不利于健康的因素;提供一级预防措施等。
C. 三级预防	1. 应激源:明显的、残余的应激源。 2. 应激反应:可能的或已知的遗留症状。 3. 目的:根据个体二级预防后的稳定程度,在个体重建过程,使其获得并维持尽可能高的健康水平。 4. 干预:制订渐进目标并对个体迈向更高健康水平提供支持;激励;教育-再教育;行为矫正;现实定位;合理利用内外部资源;提供一、二级预防措施等。

（三）评价护理效果、修订干预计划

对结果进行评价,判断护理效果。如未达到预期目标,则应再收集资料、修订和调整干预计划。

1. 评价护理效果　①个体内、人际间及个体外的应激源及顺序是否改变。②个体系统的防御功能是否增强。③个体应激反应是否缓解等。

2. 修订干预计划　根据表 5-1 重新收集资料,并对干预措施进行相应调整,以利于目标的实现。

第四节　莱宁格的跨文化护理理论

莱宁格简介

马德琳·莱宁格(Madeleine M. Leininger)是美国著名的跨文化护理理论的创立者,也是世界跨文化护理协会的创始人。莱宁格认为护理的本质是文化关怀,关怀是护理的中心思想,是护理活动的原动力。为病人提供符合其文化背景的文化关怀是护士的职责之一。

一、跨文化护理理论的主要内容

跨文化护理理论的重点是"文化",护理的核心是"文化关怀",提出了新概念,并形成了跨文化模式框架,构成跨文化护理理论的主要内容,帮助护士为不同文化背景下的个体、家庭和社区、群体提供护理关怀。

（一）基本概念

跨文化护理理论的主要概念有文化、关怀、文化关怀和跨文化护理。

1. 文化(culture)　指不同个体、群体或机构通过学习、共享和传播等方式形成并世代相传的模式化的生活方式、价值观、信仰、行为标准、个性特征以及实践活动的总称。

2. 关怀(care)　又称为照护,指对那些有明确或逾期需要的个体或群体提供有助于改善其生存状态、健康状况以及面对死亡有关的帮助、支持、促进性的现象、行为和活动。

3. 文化关怀(cultural care)　指用一些符合文化、可被接受或认可的价值观、信念以及定势的表达方法,为自己或他人提供与文化背景相适应的综合性的帮助和支持,开展促进性的关怀行为。文化关怀具有统一性和多样性的特点。

（1）统一性:又称为文化关怀的共同性,是指不同文化背景下,人们在关怀的意义、定势、价值以及关怀方式等方面具有共同性或相似性。

笔记

（2）多样性：又称为文化关怀的差异性，是指同一文化内部或不同文化之间、群体内部或群体之间以及个体之间在关怀的意义、定势、价值以及关怀方式等方面的差异，表现为多样性。

4. 跨文化护理（transcultural care）　莱宁格认为，应根据病人的文化背景向其提供多层次、高水平和全方位的护理关怀，以利于其疾病的康复。跨文化护理关怀包括以下方式：

（1）文化关怀保存：又称为文化关怀维持，是指帮助某一特定文化背景下的病人保持或维持其健康、疾病康复或面对死亡而采取的帮助、支持或促进康复的专业行为和手段。如针对一位自信心很强的糖尿病病人，帮助其坚持日常的活动锻炼，鼓励继续保持自强、自信的心理状态，以利于疾病的康复。

（2）文化关怀调适：又称为文化关怀调整，是指帮助某一特定文化背景下的病人调整、适应不同的文化，以利于其健康而采取的帮助、支持或促进康复的专业行为和手段。如一位患有高血压的病人，护士应与其协商，帮助其调整既往的不健康的饮食结构，建议其低盐低脂饮食，以利于疾病的康复。

（3）文化关怀重建：又称为文化关怀重塑，是指帮助某一特定文化背景下的病人改变其生活方式，重塑新的、不同的生活形态，以利于其健康而采取的帮助、支持或促进康复的专业行为和手段。如对因意外灾害丧失一侧肢体的病人而言，帮助其使用单侧肢体完成日常基本生活的锻炼尤为重要。

（4）与文化相匹配的护理关怀：又称为与文化相一致的护理关怀，是指以文化和健康知识为基础，提供适合病人生活方式和需求的护理关怀，使其保持健康，应对疾病、残疾或死亡。如在护理病人时，应尊重其宗教信仰，必要时采取符合宗教习俗的措施进行护理关怀。

（二）日出模式

莱宁格将跨文化护理理论用"日出模式"形象地呈现该理论的基本概念以及各概念之间的相互联系（图5-4），以帮助护士研究和理解该理论的组成部分在不同文化中如何影响个体、家庭和群体的健康状况，以及如何运用该理论实施护理关怀。莱宁格将"日出模式"分为4级，即4个层次。

视频：莱宁格跨文化理论-日出模式基本结构

1. 第一层—世界观和文化社会结构层　或称为超系统，描述文化关怀世界观、文化社会结构及其组成因素。世界观是人们对整个世界的总体看法和基本观点。社会结构是特定文化的构成因素，包括宗教、技术、亲属关系、价值观、生活方式、政治与法律以及经济与教育等。文化关怀的概念、内涵、状况以及世界观是文化社会结构的基础，共同影响护理关怀的表达方式，从而影响病人的健康。

2. 第二层—文化关怀与健康层　显示不同文化背景下的文化关怀形态以及表达方式，解释个人、家庭和躯体或机构的健康、疾病或死亡的社会文化结构。不同文化对健康赋予了不同的含义，第一层的文化社会结构的各种因素均影响和制约其关怀形态。因此，提供与其文化相适应的护理关怀，建立、促进或维持与文化相适应的健康，才是真正意义上的健康。

3. 第三层—健康系统层　包括一般关怀和专业关怀系统。阐述了个体、家庭、群体或机构的不同监控系统及其相互影响。即一般关怀是指传承于文化内部的，通过模仿、学习传统的、民间的和固有的，可以由非专业人士提供的文化关怀知识与技能。而专业关怀是指源于特定文化之外的，通过规范学习获得的，由专业人员提供的文化关怀知识与技能。二者之间相互影响，相辅相成，有利于护理关怀的实施。

4. 第四层—护理关怀决策和行为层　揭示了护理关怀的决策和行为，通过文化关怀的维持、文化关怀的调整以及文化关怀的重建表现其决策和行为。其中对有益于健康的文化实施维持文化的护理关怀；对于部分与健康不协调的文化采取调整、适应文化的护理关怀；对于与现有健康状况相冲突的文化需要改变、重塑有利于健康的护理文化关怀。

二、跨文化护理理论与护理实践

莱宁格的"日出模式"应用到临床护理工作中，帮助护士研究和理解不同文化背景如何影响个体、家庭、群体和社会机构的健康并指导临床护理实践。

（一）收集与文化有关的资料

根据需要收集"日出模式"的第一层、第二层和第三层资料，即：

1. 病人所属文化、社会结构和世界观

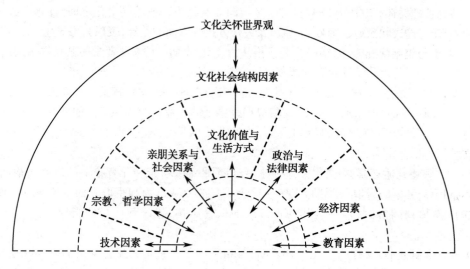

文化关怀世界观

文化社会结构因素

文化价值与生活方式

亲朋关系与社会因素

政治与法律因素

宗教、哲学因素

经济因素

技术因素

教育因素

不同健康系统中的个体、家庭、群体和社区或机构

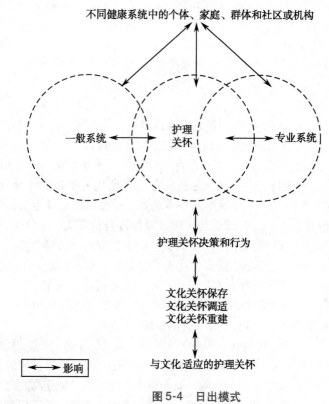

一般系统

护理关怀

专业系统

护理关怀决策和行为

文化关怀保存
文化关怀调适
文化关怀重建

与文化适应的护理关怀

←——→影响

图 5-4 日出模式

（1）病人的语言、环境背景、宗教、亲缘关系、文化价值观、信仰、政治法律、经济、教育等。

（2）上述因素对病人健康和关怀表达形态与实践方式的影响。

2. 病人的健康状况及对关怀的理解、期望以及关怀的方式 即病人的具体情况，以及病人对一般关怀和专业关怀的期望和采取的行动。

3. 病人关怀系统 包括病人的一般关怀系统和专业关怀系统。

（二）识别文化及文化关怀的共性及差异

识别病人所处文化和其他文化在关怀方面的共同点和不同点，并找出其中不能达到病人文化期望的方面。如病人的风俗习惯、生活方式以及教育背景是否有利于健康的恢复，在文化及文化关怀方面是否能满足病人的关怀需要，如存在差异，则需要提供与病人文化一致的护理关怀。

（三）护理关怀决策与行动

根据病人的文化背景，选择适合的、病人在文化上能够接受的护理关怀决策，最大限度地满足其健康需求。即采用3种不同的文化照护模式，文化照护保持、文化照护调整和文化照护重塑，提供与病人文化一致的护理关怀。其中对于与健康状况不相冲突的,甚至有利于健康的文化成分应鼓励病人继续保持;对于与健康状况有部分不协调的文化成分,应调整不利方面而取其有利方面,使其适应健康的需要;对于与健康状况相冲突的文化成分,应改变其不良的文化习惯,重新塑造建立有利于健康的文化。

第五节　人文关怀理论

简·华生简介

人文关怀理论是由美国科罗拉多大学护理学院著名护理学教授、资深护理理论家华生教授于1979年创立。该理论主要阐述了人文关怀是护理的本质与核心,关怀是护理专业最有价值的特征,护理的核心是指导护患关系的形成而不是护理实践的任务和程序。护理人文关怀的实质是一种充满爱心的人际互动,其目的是帮助病人达到生理、精神、心理以及社会文化的健康。人文关怀理论中的人际间关怀治愈关系表达了在提供关怀治愈的过程中,护士对病人内心世界的关心,从而使护理成为护士与病人在精神层面的一种联系,建立真正的护患信任关系,为深层次人的整体治愈创造了潜在的可能。

一、人文关怀理论的主要内容

华生的人文关怀理论主要由十个要素构成,每个要素都具有与互动性护患关系相关的动态现象成分。其中前三个相互独立的概念被华生称为"人文关怀的哲学基础"。

1. 形成人道主义—利他主义的价值系统　指通过给予和扩展达到自我满足。护士通过对自我价值观、信念、文化互动以及对个人成长经历的反省,而使人性照护观得以发展。这是护士自我成熟的必要条件,可促进其利他行为的形成。

2. 建立信念和希望　该要素对照护性过程和治疗性过程非常重要。护士在护理实践中提高病人的信心与希望,协助病人寻求健康行为,正向鼓励、支持及建立有效的护士与病人间的信任关系,以达到目标。

3. 培养对自我和他人的敏感性　护士通过自我价值观、信念的建立,以达到自我实现的目标,这对护士是很重要的。护士可以表达自己的感情,以便更好地帮助病人表达感情,并为病人寻找内在的致病因素,帮助其解决问题,促进健康。

4. 建立帮助—信任的关系　建立良好的人际关系和护患关系,此关系包括一致性(congruence)和移情(empathy)。一致性是指护士与病人之间平等互助的关系,为了病人健康可以达成一致性。移情(同理心)即护士站在病人角度处理问题,关心病人的内在感受,维护病人作为人的尊严和行为。通过交流和有效沟通等技巧建立良好的护患关系。

5. 促进并接受正性和负性情感的表达　正向积极的感受能促进健康,负向消极的感受则可导致疾病。护士应促进和接受病人表达正向和负向的感受,同情病人的痛苦经历,使病人能体验到人间真情。

6. 在决策中系统地应用科学方法解决问题　护士将科学性解决问题的原则和理念运用于护理过程中,以做出最好的护理决策,帮助病人恢复自理能力,促进健康。

7. 促进人际间的教与学　通过健康教育增进病人知识,给予病人正确地指导,提供其自我照顾能力,满足其个人需要,以达到自我内在平衡的目的。

8. 提供支持性、保护性及矫正性的生理、心理、社会文化和精神环境　护士通过评估和增进病人的适应能力,提供其舒适、安静、清洁及有隐私性的环境,以支持、保护和纠正其身心的健康。

9. 帮助满足人性需要　护士和病人二者都有生理、心理、社会及个体内在的各种需要,低层次需要满足后才能达到高层次需要的满足,护士应该帮助病人满足各种层次的需要。

10. 允许存在主义、现象学及精神力量的存在　护士运用现象学方法评估病人的生活经历,了解病人对健康、疾病和生活方式的观点,可以使护士更容易了解自己和他人,为病人提供有效的专业服务。

二、人文关怀理论与护理实践

华生的人文关怀理论作为一种传递人道主义的护理模式已在世界范围内被广泛接受。在美国、加拿大等西方国家得到广泛推广,并在护理本科生中开设了关怀课程。人文关怀理论这种以病人为中心的护理模式也已逐渐应用于临床护理实践中,并取得了良好的护理效果,具有强大的生命力和深远的意义。

（一）营造人文关怀氛围,转变服务理念

护士的人文关怀品质测评包含人文关怀理念、人文关怀知识、人文关怀能力和人文关怀感知四个维度。

1. 加强人文关怀知识的学习,强化人文关怀意识　加强学习,进一步理解人文关怀的内涵。开设人性照护理论的课程,定期举办人文关怀理论新知识、新进展的讲座和综合讨论分析,提高护士认知和应用能力,并逐步养成人文关怀的习惯。

（1）人文关怀的内涵又称人性照护或关怀照护,是对人的生存状态的关注,对人的尊严与符合人性的生活条件的肯定和对人类解放与自由的追求,人文关怀就是关注人、关心人、重视人的个性,满足人的需求和尊重人的权利。人文关怀的内容包括精神文化、制度文化、行为文化和环境文化。其中行为文化、环境文化是将抽象的护理理念以外在的形式表现出来,创建浓厚的文化氛围;制度文化是统一护士的服务理念,仪表、修饰、行为和服务的规范标准;精神文化是护士共同信崇的基本信念、价值标准、职业道德规范及精神面貌。"人文精神"就是一种以人为中心,对人的生存意义、人的价值以及人的自由和发展进行珍视和关注的思想。

（2）人文关怀行为包括操作性行为与表达性行为。其中操作性行为是指提供实际的服务,满足病人基本生活、舒适的需求,减少病人痛苦的行为。表达性行为是指提供一种真诚、信任且具有希望、同情心及使人感到温暖的一种情绪上支持性行为。因此,临床护士的人文关怀行为可以提高病人的满意度、幸福感,继而增强医疗组织的效益。

（3）护理关怀行为。①奉献自我。护士在护理服务中,全神贯注投入,如对"非典"病人的护理,不计较时间,经常加班加点,将个人生命置之度外,以满足病人的需求,微笑服务、态度亲切,有耐心、热情关怀。②充分运用沟通技巧。善用幽默、触摸、倾听、引导、陪伴、安慰、解说、移情、鼓励,以缓解或解除病人的心理不适(哀伤、害怕、忧郁),引导病人说出忧郁、痛苦和烦恼,详细表达情绪,以减轻其内心的孤独、增添病人的信心与希望。③适时满足病人身体舒适与安全、心理、社会、精神方面的需求和健康教育。

2. 提升护士人文关怀感知,增强人文关怀能力　国内学者通过对护士人文关怀现状的调查显示临床护士的关怀行为及能力呈一般偏低水平,但人文关怀品质总体状况良好。临床护士对于关怀行为的总体认识是较为正向的,关怀能力与职业倦怠呈负相关。华生认为人文关怀是护理的一种道德观念,是一种人际间的治疗过程,以达到促进人类健康,维护人类尊严的目的。因此,护士必须有人文科学的认知,给予病人人性化的护理。

（二）改善护理服务环境,注重护患沟通

1. 主动热情介绍,消除环境陌生感　做到"五主动",即主动介绍、主动宣传、主动沟通、主动答疑、主动进行健康教育。主动为病人介绍医院环境、设施,以及相关规章制度,加强护患沟通,营造良好的护患关系,帮助病人尽快适应医院的陌生环境,消除其紧张、焦虑、恐惧心理。

2. 根据病人及病情特点,营造温馨病室环境　室内保持适宜的温湿度,可以摆放花篮,地面、门窗、桌椅清洁,被褥干净整洁。如儿科主要根据儿童心理特点布置病区环境,病区的装饰色彩丰富,使病区气氛活泼,充满童趣等。对于肿瘤科,通过提高专业技术,加强肿瘤病人心理护理,术前术后给病人及家属认真做好解释及健康宣教等。在老年病区根据老年人的生理心理特点,护理中做到耐心细致,热情主动,生活中加强饮食及安全指导等。

（三）树立护士良好形象,实施人性化管理

1. 规范护士形象,护理服务规范化　护士仪表整洁,态度亲切、举止大方、服务周到。做到"六规范",即迎接病人规范、文明用语规范、礼仪着装规范、称呼病人规范、征询意见规范、送别出院规范。

新病人入院后，护士亲自到病人床边进行访谈，从访谈中获取与病人有关的各种信息，以便指导和安排护理工作，让护士服务于病人开口之前，使病人有安全感。病人住院期间，如果正逢节日或纪念日，医护人员为病人进行多种形式的祝福，为病人提供更多有形的物质支持和无形的情感心理支持，让病人有居家的感觉。病人出院后一周内，护士对病人进行电话回访，内容包括生活、饮食、服药、健康状况及护士的问候，将温馨服务延伸到家庭，体现了"人性-利他主义价值体系"。

2. 提供家庭式护理，全程服务到位 做到"七到位"，即：①提供温馨的住院环境，卫生清洁到位。②提供"六个一"服务，入院接待到位（一声问候、一个微笑、一杯热水、一张整洁的床铺、一次热情详细的入院介绍、一张便于咨询的连心卡）。③提供优良的护理，服务态度到位。④提供方便病人的举措，舒适服务到位。⑤注重细节服务，保护隐私到位。⑥提供需求服务，方便病人到位。⑦提供"四有"措施（病人有人引、检查有人陪、配药有人拿、住院有人送），全程服务到位。

华生认为，关怀是护理专业提供的最有价值的特征。开展人文关怀最核心的问题是尊重病人生命价值、人格尊严和维护就医权利。关怀行为不只是情感、关注或仁慈的表现，它更应该呈现出保护增进与维护人性尊严。良好的人文关怀，可以融洽护患关系，促进病人早日康复，提高护理工作满意度。

（余晓云 张琳琳）

思考题

1. 如何应用奥瑞姆自理理论为病人提供良好的护理服务？
2. 您认为，如何应用罗伊适应模式在促进病人适应性的过程发挥有效作用？
3. 如何运用纽曼健康系统模式，来识别病人的各种应激源并保持个体系统的平衡与稳定？
4. 在跨文化理论中，"文化关怀"是如何体现护理的本质的？
5. 根据华生的人文关怀理论，应如何提高护士自身的人文关怀品质？

思路解析

扫一扫，测一测

第六章　评判性思维与临床护理决策

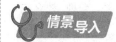

情景描述

　　陈女士,32 岁,因出现长时间腰酸腹痛入院检查。入院经彩超检查确诊为卵巢癌,行卵巢癌根治术。术后 1 天,清晨 3 点钟,护士小李看见一病房 6 床的床头灯亮了,她走进了病房,问道"陈女士,我看见你的床头灯亮了,你有什么事情吗?"陈女士说"我很好,没事,谢谢!"但是,护士小李看到房间的地板上有三张湿了的纸巾,床单也有点湿,陈女士的眼睛是红的。护士小李轻轻地握着陈女士的手说"放心,一切会好起来,早点休息。"陈女士点点头,就关灯睡觉了。

　　请思考:

　　1. 小李护士这样做对吗?

　　2. 上述情景体现的科学思维方法是什么?

　　3. 护士小李是如何思考和判断这样的情况的?

　　护士面对纷繁复杂的临床现象和临床问题,需要分析判断病人的具体情况,以便能够做出恰当的临床护理决策。评判性思维是护士面临复杂抉择进行正确反思与选择,做出适宜临床护理决策的重要工具。学习评判性思维和临床护理决策的相关知识和技巧,能够帮助护士对各种护理问题进行有目的有意义的判断、反思、推理及决策,有效地解决护理实践中的问题,提高护理服务质量,促进护理专业向科学化的方向发展。

第一节　评判性思维

　　护理实践过程中护士需要运用科学思维来分析和解决护理问题。由于病人各异,护理环境复杂,因此,护士必须综合运用所掌握的知识,对复杂临床现象进行合理质疑、独立思考,对临床问题进行评判性地评估、分析、综合、推理、判断,才能做出更好的决策,正确、有效地解决所面临的各种问题,在此过程中要求护士必须具备相应的评判性思维能力。

一、评判性思维的概述

（一）评判性思维的概念

评判性思维(critical thinking)是指个体在复杂情景中,能灵活地应用已有的知识和经验对问题的解决方法进行选择,在反思的基础上加以分析、推理,做出合理的判断,在面临各种复杂问题及各种选择的时候,能够正确进行取舍的高级思维方法。从护理的角度来看,评判性思维是对临床复杂护理问题所进行的有目的、有意义的自我调控性的判断、反思、推理及决策过程。

（二）评判性思维的意义

1. 提高护理工作的质量　护士工作环境多变,且要面对病人的健康、治疗、用药等都处于变化的过程。护士考虑问题要全面而不单一,能独立处理各种问题。紧急情况下,在医生未到达之前护士应采取必要的紧急救护。评判性思维使护士在面对不同的病人时,能根据病人的不同病情灵活运用已有的经验及知识,对临床护理中出现的问题及其解决方法进行选择,在反思的基础上分析、推理,做出合理的判断和最佳的决策。国外研究发现,在实际工作中,随着评判性思维能力的增强,护士工作的主动性也随之增加。

2. 促进护士整体素质的提高　现代整体护理的新概念要求护士除具有一般的知识与技能外,还需具备多种能力,包括处理复杂临床问题的能力、与人有效合作的能力、独立获取信息和自学的能力,以及评判性思维的能力等。而评判性思维作为一种思考、反思的过程,贯穿于人的所有活动,是获取所有上述能力的关键。因此,只有将评判性思维的能力融入其他能力之中,才能从根本上促进护士整体素质的提高。

3. 促进护理学科的发展　护理服务模式发生了转变,护士逐渐摆脱了对医生的从属性和依赖性,更多地以合作者、独立工作者的身份为病人提供服务。评判性思维的运用使护士努力探索,寻找真相,开放思想的特质有了较大提高,由单一的医嘱执行者和生活照顾者到护理、科研、管理、教育于一体的执行者,促进了护理学科的发展。

评判性思维从创立到现在经历了一个长期的阶段,随着时间的推移关于评判性思维的理论探讨和实践应用会更加的丰富。20世纪80年代,美国、英国、加拿大等国家把培养学生评判性思维能力作为高等教育的目标之一。评判性思维的发展和护士评判性思维的培养可以提高护理事业的质量,促进我国护理事业的发展,其意义是巨大的。培养护士的评判性思维能力,有针对性地提高相关特质,是新的历史时期护理专业改革与发展的一种必然趋势。

二、评判性思维的构成

评判性思维主要由智力因素、认知技能因素和情感态度因素构成。

（一）智力因素

智力因素是指在评判性思维过程中所涉及的专业知识。护理学的专业知识包括医学基础知识、人文知识及护理学知识等。护士在进行评判性思维时必须具备相应的专业知识基础,才能准确地判断病人的健康需要,作出合理的临床推理及决策。

（二）认知技能因素

评判性思维由六方面的核心认知技能及相对应的亚技能组成,核心认知技能为解释、分析、评估、推论、说明和自我调控。

1. 解释　是对推理的结论进行陈述以证明其正确性。在解释过程中,护士可以使用相关的科学论据来表述所作的推论。解释中包含分类、解析意义及阐明意义等亚技能。

2. 分析　是鉴别陈述,提出各种不同问题、概念或其他表达形式之间的推论性关系。分析中所包含的亚技能为检查不同观点、确认争论的存在及分析争论。

3. 评估　是对相关信息的可信程度进行评定,对推论性关系之间的逻辑强度加以评判。评估中所含的亚技能包括评估主张及评估争议。

4. 推论 是根据相关信息设计关于事项的可选假说,推测可能发生的情况,以得出合理的结论。推论所包含的亚技能有循证、推测可能性、作出结论。

5. 说明 是指理解和表达数据、事件、规则、程序、判断、信仰或标准的意义及重要性。说明中所包含的亚技能有陈述结论、证实步骤、叙述争议。

6. 自我调控 是有意识地监控自我的认知行为,特别是将分析和评估技能应用于自己的推论性判断,以质疑、证实、确认或校正自己的推理或结果,进行及时的自我调整。自我调控中所包含的亚技能为自我检查、自我矫正。

（三）情感态度因素

情感态度因素是指在评判性思维过程中个体应具备的人格特征,包括具有进行评判性思维的心理准备状态、意愿和倾向。在进行评判性思维时,护士应具有以下情感态度特征:

1. 自信负责 自信是指个人相信自己能够完成某项任务或达到某一目标,包括正确认识自己运用知识和经验的能力,相信个人能够分析判断及正确解决问题。护士有责任为病人提供符合护理专业实践标准的护理服务,对护理服务进行决策,并承担由此产生的各种护理责任。在护理措施无效时,也能本着负责的态度承认某项措施的无效性。

2. 诚实公正 指运用评判性思维质疑和验证他人知识、观点时,也要用同样严格的检验标准来质疑、验证自己的知识、观点。在对问题进行讨论时,护士应听取不同方面的意见,在拒绝或接受新观点前要努力全面理解新观点。当与病人的观点有冲突时,护士应重新审视自己的观点,确定如何才能达到对双方都有益的结果。

3. 好奇执着 好奇可以激发护士对病人的情况进一步询问和调查,以获得护理决策所需要的信息。护士在进行评判性思维时应具有好奇心,进行调查研究,对病人的情况做深入的了解。在护理实践中,由于问题的复杂性,护士常需对其进行执著的思索和研究。这种执著的态度倾向使评判性思维者能够坚持努力,在情况不明或结果未知,遇到挫折时,也会尽可能地了解问题,尝试不同的护理方法,并努力寻求其他更多的资料,直到成功解决问题。

4. 谦虚谨慎 评判性思维者认识到在护理实践中会产生新的证据,愿意承认自身知识和技能的局限性,希望收集更多信息,根据新知识、新信息谨慎思考自己的结论。

5. 独立创新 评判性思维要求个体能够独立思考,在存在不同意见时,护士应该注意独立思考,在全面考虑病人情况、阅读相关文献、与同事讨论并分享观点的基础上做出判断。评判性思维者在作出合理决策的过程中,也应该具有创造性。特定病人的问题常需要独特的解决方法,护士使用创造性思维的方法考虑病人的具体情况,能有效调动病人生活环境中的各种因素,促进病人健康相关问题的解决。

三、评判性思维的特点

（一）评判性思维是主动思考的过程

评判性思维必须对外界的信息和刺激、他人的观点或"权威"的说法进行积极的思考,主动地运用知识和技能作出分析判断。

（二）评判性思维是质疑、反思的过程

评判性思维通过不断提出问题而产生新观点。在此过程中,始终注意反思自己或他人的思维过程是否合理,客观判断相关证据,坚持正确方案,纠正错误选择。

（三）评判性思维是审慎、开放的过程

运用评判性思维思考和解决问题过程中,要求审慎广泛地收集资料,分析、寻求问题发生的原因和证据,经过理性思考,得出结论。但也必须认识到评判性思维在审慎的同时,要求个体有高度的开放性,愿意听取和交流不同观点,使所作的结论正确、合理。

四、评判性思维在护理中的应用

（一）评判性思维在护理教学中的应用

评判性思维应用在护理教学过程中,教师应注意在发挥自身主导作用的同时,充分发挥学生在教

育过程中的主体地位,给学生充分的自主权和选择权,使学生明确自己的学习需要,并参与到评价学习过程中。在课堂教学过程中创造平等民主的师生关系,鼓励学生积极参与、思考、质疑、争论,敢于大胆提出自己的独立见解,从而创造有利于培养学生评判性思维的教学环境。

（二）评判性思维在护理实践中的应用

在护理临床实践中应用评判性思维可以帮助护士进行有效的临床护理决策,为病人提供高质量的护理服务。评判性思维能使临床护士在护理程序的各个步骤中作出更加科学的有效决策。

护士在评判性思考临床情景时,首先要明确思维的目的,使护士思考指向同一目标。此外,要求护士除了学习护理专业知识外,还必须学习生物科学、社会科学以及人文科学知识以构建坚实的护理知识和技能基础。在护理实践中护士可以请教有经验的同事、护理教育者、护士长,参考专业文献资料或医院的政策和程序规范以及病人权利法案、求助于学术机构。面对复杂的临床情景,护士只有具备足够的知识储备,包括专业知识及相关领域的知识,才能评判性地分析各种资料的意义,进而做出相应的临床决策。

（三）评判性思维在护理管理中的应用

护理管理者的重要职责之一是进行各种决策,正确的决策是有效管理的重要保障。评判性思维应用于护理管理中,使护理管理者在决策过程中能够有效地对传统的管理思想、方法进行质疑。对各种复杂现象、事物与人群进行有效分析、判断,作出恰当决策。

（四）评判性思维在护理科研中的应用

护理科研本身就是对护理现象探索和研究的过程,需要对各种观点、方法、现象、常规等进行思考和质疑,并在此基础上进行调查或实验,以新的、充分的证据得出新观点、新方法、新模式。成功的护理科研要求科研者能够有效运用评判性思维,进行质疑、假设、推理、求证。

0602

评判性思维
能力测量表

第二节　临床护理决策

护士对病人问题的正确决策是促进病人康复的重要保证。在临床实践中,护士必须通过评判性思维正确解决临床问题,满足病人康复的需要。评判性思维是决策的思维基础,而决策是评判性思维的最终目的之一。掌握临床护理决策的方法和步骤,培养护士临床护理决策能力,有助于护士在明确病人问题、了解病人情况、获得解决相关问题的证据之后,进行有效决策,并对护理措施的效果进行正确评价。

一、临床护理决策的概述

（一）临床护理决策的概念

从某种意义上说,临床护理实践就是一系列的发现问题和做出决策的过程。因此,临床护理决策（clinical nursing decision-making）就是护士在临床护理实践过程中,对面临的现象或问题,从所拟定的若干个可供选择的方案中做出决断并付诸实施的过程。

（二）临床护理决策的类型

1. 确定型临床护理决策　确定型临床护理决策是指在事件的结局已经完全确定的情况下护士所作出的决策。在该种情况下,护士只需通过分析各种方案的最终得失,作出选择。

2. 风险型临床护理决策　风险型临床护理决策是指在事件发生的结局尚不能肯定,但其概率可以估计的情况下作出的临床护理决策。风险型临床护理决策有3个基本条件:①存在两种以上的结局。②可以估计自然状态下事件的概率。③可以计算不同结局的收益和损失。

3. 不确定型临床护理决策　不确定型临床护理决策是指在事件发生的结局不能肯定,相关事件的概率也不能确定的情况下护士所作出的决策。

（三）临床护理决策的模式

根据护士与病人在临床护理决策中的角色定位不同,将临床护理决策分为三种:病人决策、护士决策和共同决策模式。

1. 病人决策模式　病人决策模式是指由护士提供各种方案的优点和风险等相关信息,病人根据

笔记

自身的经验以及理解独立作出选择。

2. 护士决策模式 护士决策模式是指由护士为主导,护士单独或者与其他医务人员一起考虑收益和风险进而替病人作出选择,告知病人的信息量由护士决定。在护士决策模式中,病人不参与决策过程。该模式决策的前提是护士知道哪种方案对病人最为合适。

3. 共同决策模式 共同决策模式是指护士向病人提供各种相关信息,病人提供自身的病情和生活方式以及自己的价值取向等,然后双方对相关的备择方案进行讨论,并结合实际情况(如社会、家庭、医院现实条件等因素)作出最优的选择。在共同决策模式的过程中,护士与病人之间始终保持互动、双向信息交流的关系,病人与护士都是决策者,护士与病人之间是一种协作关系。在社会进步的同时,病人更加关心与自身利益相关的各种决策,愿意了解和参与决策过程。因此,一般情况下,临床护理决策应首先提倡使用共同决策模式。

二、临床护理决策步骤

护士在临床护理决策过程中,为了达到最佳决策的目的,应根据临床护理决策的步骤,正确分析病人的具体情况,预测护理临床问题的发展趋势,充分搜集相关信息,缜密进行逻辑推理,以作出满意的决策。

(一)明确问题

明确问题是合理决策、正确解决问题的前提。明确问题的过程中,护士要对病人的问题进行评判性分析,将病人的一系列问题放在具体临床情景中,以鉴别主要的信息和观点存在的合理性和正确性,并明确病人的核心问题,可能存在的潜在假设,支持问题证据的有效性,如证据是否带有情感性或偏见,证据是否充足等。

(二)陈述目标

在临床护理决策时,问题一旦确定后,就应陈述决策工作所要达到的解决目标。此时护士应该明确为了达到目标,进行决策时要充分考虑达到目标的具体评价标准。决策者根据具体临床情景对决策目标的重要性进行排序,建立优先等级,首先注重最重要的目标以获得主要的结果。

(三)选择方案

护士进行临床护理决策,选择最佳方案前,应该充分搜集信息及有用证据,寻找各种可能的解决方案并对这些方案进行正确评估。

1. 寻找备择方案 护士根据决策目标,运用评判性思维寻求所有可能的方案作为备择方案。在护理临床实践过程中,这些备择方案可来自护理干预或病人护理策略等。

2. 评估备择方案 护士对各种备择方案根据客观原则进行评估分析,在此过程中护士应注意调动病人的积极性,与病人充分合作,权衡备择方案,共同选择、检验、评价各种方案。此外,还应对每一备择方案可能产生的积极或消极作用进行预测。

3. 作出选择 对各种备择方案评估后,采用一定的方法选择最佳方案。如可采用列表法,将备择方案进行排列作出选择。

(四)实施方案

在实施方案阶段,护士需要根据解决问题的最佳方案制订相应的详细计划来执行该决策。在此过程中,护士应注意制订相应的计划,预防、减小或克服在实施方案过程中可能出现的问题。

(五)评价反馈

在方案实施过程中或实施后,护士对所运用的策略进行评价,对策略积极和消极的结果进行检验,确定其效果及达到预期目标的程度。

三、临床护理决策的影响因素

临床护理决策能力受到各种因素的影响,要提高护士的临床护理决策能力,必须弄清影响临床护理决策能力的因素。根据各种影响因素的性质,可以将其分个体因素、环境因素和情景因素。

(一)个体因素

护士的价值观、知识、经验及个性特征决定了护士在临床护理决策中感知和思维方式不同,因而

视频:临床护理决策步骤

笔记

可能会对病人问题做出不同的决策。

1. 价值观 在决策过程中,备择方案的产生及最终方案的选定都受个人价值体系的影响和限制。护士在临床实践中应清楚地认识到个人的价值观和信念会影响临床护理决策的客观性。在临床实践中,护士应注意避免根据自己的喜好和风险倾向进行决策。

2. 知识及经验 护士在临床护理决策中,对护理问题的评判性思维和临床决策能力受自身知识深度和广度的影响。护士必须具备基础科学、人文科学和护理学的知识以便作出合理的临床决策。在每次决策过程中,护士都会受到既往经验的影响,包括所接受的教育和先前的决策经验。个体决策经验丰富有助于提出备择方案。护士的经验可以帮助她们进行有效的临床护理决策,当既往经验与当前情况存在差异,而护士却仍然按照自己以往的经验处理问题时,就会阻碍临床护理的正确决策。

3. 个性特征 护士的个性特征如自信、独立、公正等都会影响临床护理决策过程。自信独立的护士通常能够运用正确的方法做出正确决策。但是过于自信独立的护士容易忽视在临床护理决策过程中与他人的合作,因而可对临床护理决策产生不利影响。

（二）环境因素

护士在临床护理决策过程中会受到周围环境的影响。这些环境因素可分为两类:物理环境因素和社会环境因素。物理环境因素包括病房设置、气候等;社会环境因素包括机构政策、护理专业规范、人际关系、可利用资源等。护理人际关系的维护可以影响护士临床护理决策,如护士在药物治疗中进行评判性思维时,对具体药物的知识可以通过向药师请教、查阅药物手册等方法,增加其决策的有效性。

（三）情景因素

1. 与护士本人有关的因素 护士在决策过程中自身所处的状态,对相关信息的把握程度会影响临床护理决策。一定程度的应激及由此而产生的心理反应能促进个体积极准备,做出恰当的临床护理决策。但是过度的焦虑、应激等会降低个人的思维能力并阻碍决策过程。护士在身体疲惫,注意力难以集中的情况下进行决策,将影响决策的正确性。护士应对所处情景中的信息进行深入了解,在临床护理决策中,不受他人影响而自主决策。

2. 与决策本身有关的因素 临床护理决策过程涉及病人的症状、体征、行为反应、护理干预及周围的环境特征等因素。各种资料和信息之间可能还存在相互干扰,这些因素的数量、因素本身具有的不确定性、因素的变化或因素之间的冲突都决定了决策本身的复杂程度。护理决策的复杂程度越高,决策的难度越大。

3. 决策时间的限制 护理工作的性质决定了护士必须快速地进行决策。决策时间的限制促使护士在规定的期限内完成任务。但是时间限制太紧,容易使护士在匆忙之中做出不满意的决策。

四、发展临床护理决策能力的策略

临床护理决策是思维过程和行为过程的统一体,不同的护士在决策过程中的思维模式是不一样的。同时,临床护理决策还受到多方面因素的影响,如护士的技能、态度、情感、信心等。现有的临床护理决策的研究表明,护士临床决策能力的培养需要考虑多方面的因素,是个综合的培养过程。

（一）发展评判性思维能力

评判性思维作为一种思维习惯,是决策的基础,是有选择地获取知识的关键环节,将帮助人们预测和解决问题。临床护理决策是一个运用评判性思维的行为实践过程,是评判性思维的核心目的与在临床实践中实现的过程运用。评判性思维的核心目的就是要作出符合病人利益的临床决策。促进护士临床护理决策能力的发展,需注意培养护士评判性思维能力。

（二）加强护理程序的运用

在临床护理决策过程中,要提高护士运用护理程序的能力和技巧,如在护理评估的过程中,注意形成系统的评估方法,提高评估效率。在对相关问题不了解时,不要盲目行动,应注意积累相关知识,了解健康问题的症状、体征、常见原因、处理方式。

（三）提高循证护理能力

循证护理(evidence-based nursing,EBN)是20世纪70年代后期开始形成和发展、派生于临床流行病学的一门新兴学科。循证护理随着循证医学的形成与发展而出现,循证护理建立在对某一专题的系统综述基础上,由专题小组协作完成,系统、全面地对相关研究进行客观评价及鉴定,较以科研为基础的护理系统性更强。此外,循证护理针对护理实践的整个过程,注重连续性、动态性及终末质量评价,并且能相对节省卫生资源和经费,具有较强的实用性。循证思想使临床护理决策能够依据科学研究的结果,而不是护士个人经验,因此,提高了临床护理决策的有效性。

(四)注重人文素质的培养

临床护理决策不是纯粹的专业技术工作,它蕴含着医学固有的终极关怀精神,体现着医疗卫生工作者对病人的重视、关爱、负责和服务。因此,在护理教育中应该重点培养学生的人文关怀精神,使学生能够在临床护理决策的过程中始终弘扬人道主义精神,以高度负责、精益求精的职业态度,努力提高临床护理决策水平,为病人提供最好的护理服务,回应社会对护理专业的期望。

第三节 循 证 护 理

近年来医学领域兴起了一个新的学说——循证医学。受循证医学思想的影响,国际护理界将循证的方法也纳入护理学科的研究和实践中,于是就形成了一个新的护理模式——循证护理。

一、循证护理的概述

(一)循证护理的概念

循证护理即遵循证据的护理,又名以"实证"为基础的护理,是受循证医学的影响而产生的一种新的临床护理观念、模式或护理方法学。其具体定义是"在计划护理过程中,慎重、准确和明智地应用当前所能获得的最好的研究证据。"同时结合护理专业技能和多年来的临床经验,考虑病人的价值和愿望,将三者完美地结合,制订出病人护理措施的护理模式。

(二)循证护理的基本要素

1. 最佳最新的护理研究证据 在循证护理中,证据是经过严格界定和筛选获得的最新最佳证据。对通过各种途径查询得到的护理研究结果,必须应用临床流行病学的基本理论和临床研究的方法学以及有关研究质量评价的标准去筛选最佳证据。对证据的科学性、可行性、适宜性,临床应用价值、有效性以及经济性进行严格评鉴。只有经过认真分析和评鉴获得的最新、最真实可靠、具有重要临床应用价值的研究证据才是循证护理应该采纳的证据。

根据护理学科的属性和特点,循证护理应注重证据的多元性。除了考虑传统设计的科研论文外(随机对照试验、非随机对照试验、病例对照研究、队列研究等定量设计的研究论文),人文社会科学和行为科学领域的质性研究和行动研究的设计也应作为进行系统评价时可纳入分析的文献,即也可以成为证据的来源。

2. 护士的临床经验和实践技能 护士是否能够敏感地察觉到临床问题,能否将文献中的证据与临床实际问题实事求是地结合在一起,而不是单纯地照搬照套,很重要的前提是护士有丰富的临床经验、敏锐的思维能力以及熟练的实践技能。因此,护士扎实的医学基础理论知识、牢固的护理知识和技能以及丰富的临床护理实践经验尤为重要,其中临床流行病学的基本理论和临床研究的方法学是实施循证护理的学术基础。

3. 病人的实际情况、价值观和愿望 病人的需求和愿望是开展循证决策的核心。根据病人的病情不同、个人经历和价值观的差异、是否拥有医疗保险、对疾病的了解程度、家庭背景等,病人可能会不表现出有什么要求,也可能会向医务人员表达其多样性的要求,护士可运用"循证实践"的方法分析病人多种多样的需求,寻求满足其需求的最佳方式,而非一味"按常规行事",因为所谓"常规"往往强调群体,注重习惯,而"循证"则以尽可能以满足病人个体的利益和需求为目的,遵循最科学的证据,必要时不惜打破常规。

二、循证护理的实施程序

(一)提出问题

问题包括实践问题和理论问题。实践问题指由护理实践提出的对护理行为模式的疑问。以一个可以回答的问题形式提出来。例如,静脉留置针的封管使用肝素好?还是生理盐水好?对特殊人群的疼痛管理方法等。理论问题是指与实践有关的前瞻性的理论发展。例如,一名高血压伴糖尿病病人,72岁,女性,该病人的健康教育问题,即需要为病人提供的健康教育内容是什么?通常实践和理论这两方面的问题难以截然区分。

(二)检索相关文献

根据临床问题检索相关文献,尤其可以检索针对这个临床问题的系统综述和实践指南。实践指南是以系统综述为依据,经专家讨论后由专业学会制订,具有权威性及实践指导意义。检索出相关的、现有的最好研究证据。如针对该高血压病人健康教育问题进行文献检索,查到了8篇随机对照试验(randomized controlled trial, RCT),评价了减轻体重、限钠摄入、补钾、补镁、补钙、补充鱼油、控制紧张情绪和体育锻炼对轻度高血压的疗效。研究发现,上述措施中仅有减轻体重、限钠摄入和体育锻炼对控制血压有效,而其他几种措施并不引起血压显著下降,或开始数月有效,几个月后效应完全消失。

(三)收集与评鉴证据

检索到的原始文献是进行系统评价的基础,每一篇文献对系统评价的贡献是不同的,在敏感性分析和定量分析时应给予文献不同的权重值,确定一篇文献权重值的大小,要用临床流行病学和循证医学中评价文献质量的原则和方法进行严格的评鉴。这是循证护理的关键环节。严格评鉴主要包括对研究的内在真实性和外在真实性评价、在文献评价的过程中,更强调对内在真实性的评估。高质量的研究会使结果更接近真实。如果给低质量的研究赋予较大的权重,系统评价就可能会得出错误的结果。

(四)传播证据

通过各种途径和媒介,例如开展培训、组织讲座、发表论文、散发材料、利用网络等形式将所获得的证据推荐给临床实践机构和专业人员。*Nursing Standard* 杂志是从 1996 年开始组织倡导"循证护理"的第一个中心,总部设在英国约克大学,该中心组织进行有关护理实践活动的专题系统文献查询,并在 *Nursing Standard* 上发表其结果。澳大利亚的 Joanna Briggs"循证护理"中心是目前全球最大的推广"循证护理"的机构。1997 年以来,该中心开展了系列专题活动,包括组织专题系统文献查询、举行短期讲座培训和循证护理年会、开展相关研究、编辑发行 *Best Practice*;*Evidence-based Practice Information Sheets* 刊物等,为临床护理实践提供实证,倡导循证护理的开展。1998 年加拿大与英国共同创刊了杂志 *Evidence-based Nursing* 以传播循证护理研究成果,介绍循证护理实践经验,探讨循证护理实践方法等。

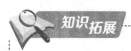
知识拓展

Cochrane 协作网

1993 年国际上正式成立了 Cochrane 协作网(Cochrane Collaboration)。Cochrane Library,简称 CL,是以协作网光盘或 Internet 形式发表的电子刊物,是目前临床疗效研究证据的最好来源。一年四期向全世界发行,是临床医学各专业防治方法最全面的系统评价和临床对照试验的资料库,是国际 Cochrane 协作网的主要产品,由英国牛津 Update Software 公司出版发行。在众多的临床医学数据库中,该数据库是以医护人员为对象的数据库,拥有按病种收集可能得到的全部高质量的临床试验所作的系统评价。系统评价摘要可在 Cochrane 协作网免费查询。

(五)应用证据

将最佳证据应用于临床实践,并与临床专业知识和经验、病人需求相结合,根据临床情景,做出最佳的临床决策。设计合适的观察方法并在小范围内实施试图改变的实践模式,如临床研究、特殊人群的试验性调查、模式改变后的影响和稳定性的调查、护理新产品的评估、成本效益分析、病人或工作人员问卷调查等。

(六)评价证据

在应用证据的同时,注意观察其临床效果,必要时开展进一步研究。循证护理是一个动态发展过

视频：循证护理实施程序

程,需在实施后评价证据应用后的效果。效果评价的反馈有助于护理研究质量的提高,使得循证护理更丰富、更确切。循证护理并不单指利用系统评价后的护理文献就可作为制订护理措施的依据,还应利用医院现有的各种诊断、监护、治疗、仪器的客观指标作为制订护理计划的依据,并依据临床客观指标对护理效果进行评价。

三、循证护理证据来源与分级

（一）证据的来源

循证护理的证据来源主要包括系统评价、实践指南、概述性循证资源等。系统评价是针对某一具体临床护理问题,系统全面地检索文献、按照科学标准筛选出合格的研究,通过统计学处理和综合分析,得出可靠的结论,用于指导护理实践。实践指南是以系统评价为依据,经专家讨论后由专业学会制订,具权威性和实践指导意义。在护理实践中应用指南时,应该首先明确指南只是为了处理实践问题制订的参考性文件,不是法规。应避免不分具体情况强制、盲目且教条地照搬照用。概述性循证资源是由专家评估撰写而成,包括问题性质、证据来源、评估标准、评估结果。护理专业人员用于收集、整理和评估原始研究论文的时间和精力有限,可考虑有效使用概述性循证资源。

（二）证据的分级

循证护理中研究者通常将研究证据按其科学性和可靠程度分为以下 5 级:

Ⅰ级:强有力的证据,来自于一份以上设计严谨的 RCT 的系统评价。

Ⅱ级:强有力的证据,来自于一份以上适当样本量、设计合理的 RCT。

Ⅲ级:证据来自于非随机但设计严谨的试验。

Ⅳ级:证据来自于多中心或研究小组设计的非实验性研究。

Ⅴ级:专家意见。

由此可见,传统经验式护理中所注重的专家意见在循证护理中仍被作为证据来使用,但证据的级别最低。这一点足见循证护理对传统护理观念的挑战。

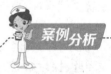

留置导尿管更换的时间

留置导尿管病人,一般临床更换导尿管常规是每 2 周 1 次,有些医院规定每周 1 次。但更换导尿管不但给病人带来痛苦,同时增加发生尿道感染的可能性。因此,提出临床护理问题是:更换导尿管的最佳间隔时间是多少?

通过系统的文献查询,发现一般硅胶导尿管在使用 3～4 周后才可能发生硬化现象。美国疾病控制中心推荐的实践原则是应尽量减少更换导尿管的次数,以避免尿路感染,导尿管只是在发生堵塞时才更换。频繁更换导尿管不但给病人带来不必要的痛苦,同时还浪费卫生资源,增加护士的工作强度。以往科研的实证还提示导尿管发生堵塞的时间有个体差异,其中病人尿液的 pH是影响微生物繁殖和尿液沉淀的重要因素,尿液的 pH 大于 6.8 时发生堵塞的概率比尿液 pH 小于6.7 者高 10 倍。随机控制设计的试验性研究结果表明,留置导尿管的病人可根据尿液 pH 分为高危堵塞类(pH>6.8)和非堵塞类(pH<6.7)两种,高危堵塞类病人更换导尿管的最佳间隔是 2 周,非堵塞类病人更换导尿管的最佳间隔是 4 周。因此,根据系统文献回顾和实证查询,推荐做法是临床护理过程中应动态监测留置导尿病人尿液的 pH,并根据尿液 pH 将病人分类,对高危堵塞类病人,更换导尿管的间隔时间为 2 周,对非堵塞类病人,更换导尿管的间隔时间为 4 周,甚至更长。该项护理实证通过审慎评估后得到确认,并将其运用到护理操作程序中,通过护理专题讲座等形式更新护士的临床知识,并通过院内感染控制中心贯彻新的实践方法,同时监测其实施效果,形成动态循环。

基于循证护理的美国 INS 2016 版《输液治疗实践标准》革新

笔记

第四节　临　床　路　径

随着以人的健康为中心的整体护理理念的广泛认识,人们进一步思索如何推进多学科、多部门有效融合,在保证诊疗效果的同时控制医疗成本,以达到合理使用医疗资源的目的,由此诞生了一种有效的医院管理模式——临床路径。

临床路径的起源

临床路径的思想起源于工业界在生产过程中的用语—"关键路径",用于生产线上关键阶段的管理,以提高生产效率,降低成本和持续品质改善。"关键路径"这一概念于 20 世纪 60 年代末被引入医疗保健行业,但当时并未引起足够的重视。直到 20 世纪 80 年代末,美国的医疗费用上涨迅速,人均医疗费用达到每年 1710 美元,为 20 世纪 60 年代人均每年 80 美元的 21 倍。美国政府为了遏制医疗费用的不断上涨,提高卫生资源的利用率,1983 年 10 月 1 日以法律的形式确定了对于政府支付的老年医疗保险(Medicare)和贫困医疗补助(Medicaid)实施"诊断相关分类为付款基础的定额预付款制"(Diagnosis Related Groups-prospective Payment System,DRGs-PPS),即同一种诊断相关分类(Diagnosis Related Groups,DRGs)的病人按照统一的标准付费,与医院实际的服务成本无关。这样,医院只有在所提供服务花费的成本低于 DRGs-PPS 的标准时,医院才能盈利。在这样的背景下,1985 年美国马萨诸塞州波士顿新英格兰医疗中心(The New England Medical Center,NEMC)的护士 Karen Zander 第一个运用临床路径,这种方法被证实既可缩短住院天数,节约护理费用,又可以达到预期的治疗效果,总体效益增加显著。此后,这种模式受到了美国医学界的重视,许多机构纷纷效仿,并不断发展,逐渐成为既能保证和改进质量,又能节约资源的治疗标准化模式,被称为临床路径。20 世纪 90 年代,临床路径迅速在美国、英国、日本、澳大利亚、新加坡等国家应用,我国也在 2001 年开始出现了临床路径在护理实践中应用的相关报道。

一、临床路径的概述

(一)临床路径的概念

临床路径(clinical pathway,CP)是由管理者、临床医师、护士和医技等多学科专家共同参与,针对特定病种或病例组合的诊疗流程,做最适当的有顺序和时间性的照护计划,以减少康复的延迟及资源的浪费,使服务对象获得最佳的照护品质。

(二)临床路径的意义

1. 节约医疗资源,降低医疗成本　临床路径的医疗方案和照护模式是医护人员共同制订而成,是在现有条件下最适宜、最具经济效益的最佳模式。临床路径能够合理运用医疗资源,提高营运效率,通过缩短住院天数等方式,降低医疗成本。

2. 采取标准化工作流程,规范医护人员的诊疗行为　在诊疗过程中实施标准化工作程序,使医护人员的诊疗行为规范化,能够有效提高工作质量和工作效率,保证照护品质。

3. 多部门、跨专业协作,提升团队精神　临床路径是由某一病种的相关专业和科室的医务人员共同制订、遵守和执行的工作程序,需要所有参与者的精诚合作,共同克服各学科之间的障碍,共同讨论并解决病人诊疗、护理工作中的问题,增进各专业和部门人员的沟通和配合,有利于团队精神的提升。

4. 鼓励病人参与临床路径过程,提高自护能力　帮助病人及家属了解医疗方案和护理计划,使其积极配合临床路径的治疗过程,并鼓励病人自我护理,提高其自信心。

二、临床路径的组成要素

(一)临床路径的设计

临床路径的设计通常依据住院的时间流程,结合实施过程中诊疗效果和病人反应,对医疗行为的时限和顺序进行规定。

（二）临床路径的制订

临床路径的制订是多学科知识综合运用的过程,这些学科既包括临床、护理、药学、检验、麻醉、营养、康复、心理、医院管理,又包括法律、伦理、人际沟通等。

（三）临床路径的对象

临床路径的对象可以多种角度选择,可以是某种诊断相关分类为一组的疾病,也可以是某个单一病种或某种手术,还可以是病人的主诉(如疼痛)或某种操作(如胃镜检查)等。

（四）临床路径的结果

临床路径的结果是建立一套标准化诊疗流程,最终起到规范医疗行为、减少变异、降低成本和提高照护品质的作用。

三、临床路径的实施程序

（一）准备阶段

1. 加强培训学习　在医院管理者和相关医护人员开展临床路径实施前应进行动员与培训,学习临床路径的相关概念、特点、意义和实施方法,让所有参与者充分领会临床路径的精神和实质。

2. 组建路径小组　成立发展临床路径的多学科、跨专业团队,组建临床路径小组,明确人员职责分工,达成共识。

3. 筛选合适病种　在广泛收集信息的基础上,根据医院的规模和水平、医护人员专业能力和兴趣、其他医院开展的结果和经验、病例分布情况等因素来筛选适合临床路径的病种。一般选择多发病、常见病、诊疗差异小的疾病或症状,应用于标准化临床路径的模式,病情复杂、个体化差异大、诊疗处置多的疾病通常不作为临床路径的考虑范围。

（二）制订阶段

在广泛收集资料、科学整理后,采用专家制订、数据分析、查询证据等方法,相关医护人员共同讨论、提炼出临床路径内容,按照时间顺序列出诊疗流程,以图表或表格描述,以此作为临床路径的标准和规范。

（三）实施阶段

临床路径实施前须做好医护人员的培训工作,严格按步骤执行并据实记录。实施中组织机构和领导部门执行监控工作,保证临床路径的落实。在实施过程中要注意变异情况的发生,及时从系统、医护人员、病人及疾病四个方面进行分析,查明原因,及时修正和调整。

（四）评价阶段

评价阶段是指对已用于临床的路径进行定期的检验、分析、查证和总结,其目的是为了了解临床路径的实施过程和结果,为发现不足、持续改进提供参考依据。通过医疗质量、工作效率、经济指标以及病人满意度等多方面进行效果评价,及时改进原有路径,保证临床路径方案的持续完善。

四、临床路径的变异管理

（一）变异的概念

变异(variance)是指实施临床路径的过程中,病人的状况、结果或医务人员的医疗护理行为出现不符合路径预期要求的情况。

由于病人的个体差异和治疗结果的不确定性,变异的发生是正常的。但在发生变异时,对变异进行详细记录和合理分析是临床路径管理的重点。有关医务人员必须按照职责规定,认真分析变异的原因,以便发现临床路径管理中存在的问题。

（二）变异的分类

按照造成变异的原因,可以将变异分为四种类型。

1. 医院系统造成的变异　变异是因为医院系统的各个部门之间沟通、协调障碍,或者仪器设备的缺失、突发器械故障等问题产生的。例如,医技科室发出的检验结果未及时送达临床科室或者遗失,影响病情的诊断和评估,从而产生的变异。

2. 医务人员本身造成的变异　变异的发生一般与医务人员的工作态度、技术水平、医患沟通技巧有关。例如,护士发生给药错误,造成医疗事故,导致病人偏离标准临床路径;或会诊医生外出致使会诊延期,使路径超出原定的时间。

3. 疾病转归造成的变异　变异的发生通常与病人的个体差异、心理状态、病情的严重程度有关。例如,同样诊断为胃癌的两名病人,一名是高血压,需要调整血压后再手术;另一名是血压正常,可以如期手术。

4. 病人需求所造成的变异　变异的发生因素包括文化背景、经济状况、角色适应等。例如,病人由于知识缺乏或经济困难,要求提前出院。

（三）变异的管理方法

1. 针对医院系统造成的变异,应加强相关部门的协调、配合,改进医院设备,优化就医条件。同时,医院应该重视临床路径信息化管理,按路径定义的诊疗流程对临床路径病人的选择、重点医嘱和关键指标进行有效管理。

2. 针对医务人员本身造成的变异,应认真分析变异发生的理由,不合理的应给予纠正,避免再次发生;合理的变异,则可以作为修改路径的参考。医务人员在制订医疗护理计划时不允许擅自偏离路径内容。如果需要偏离计划,必须经过主治医师和护理责任组长的同意并签名确认。主治医师和护理责任组长负责每天对医疗护理计划进行检查,发生变异时要分析原因并判断,并在变异记录单上签名。

3. 针对疾病转归造成的变异,如果发生频率较高,应作为修改路径内容的依据。当发生严重偏离临床路径的变异,如出现严重的并发症,不能继续按照临床路径计划完成治疗护理时,经主治医师同意后,退出路径管理,并在变异记录单中详细记录和说明。

4. 针对病人需求所造成的变异,应分析不同文化背景、消费水平的人群对医疗服务的需求差异,进行有针对性的调整。

有关医务人员必须按照职责规定,对变异进行详细的解释和记录,变异记录单中的内容将作为分析临床路径实施效果的重要参考依据。

（刘雅玲）

视频：临床路径的运用

思考题

1. 评判性思维是护士分析和解决护理问题的重要工具,您认为评判性思维可以在哪些护理工作或实践领域得以应用?

2. 根据护士与病人在临床护理决策中的角色定位不同,临床护理决策可以分为哪些模式? 各有什么特点?

3. 临床护理决策是思维过程和行为过程的统一体,提高临床决策能力需要长期的学习和实践,您认为有哪些方法可以促进护士的临床护理决策能力?

4. 循证护理又称为遵循证据的护理,是以"实证"为基础的护理,其"实证"的来源有哪些? 如何分级?

5. 由于病人的个体差异和治疗结果的不确定性,实际临床路径的运行过程中经常发生变异,您认为应当如何应对这些变异的发生?

思路解析

扫一扫,测一测

第七章　护理程序

学习目标

1. 掌握护理程序及护理诊断的概念;护理程序的五个基本步骤。
2. 掌握护理评估、护理诊断、护理计划的内容。
3. 掌握护理诊断、护理目标的正确书写方法;护理措施的分类。
4. 熟悉护理诊断与医疗诊断的区别。
5. 了解护理程序的发展史。

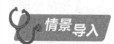

情景导入

情景描述

　　张某,男,42 岁,个体老板,因腹痛伴有恶心呕吐 2 小时,加重 1 小时入院。病人于入院前 2 小时与朋友聚餐,进食大量食物,饮酒约 400ml 后,突发上腹部剧烈疼痛,休息后不能缓解,伴恶心、呕吐,呕吐物为胃内容物,无腹泻。1 小时前腹痛加剧,难以忍受,疼痛弥漫至全腹。门诊以"胃溃疡穿孔"收住院。护士小李接诊。

　　请思考:

1. 护士小李接诊后如何收集病人资料?
2. 上述情景中病人存在的主要护理问题是什么?
3. 请根据上述资料,针对病人存在的健康问题列出护理诊断,并制订护理计划,以 PIO 格式记录。

　　护理程序是一种系统而科学的安排护理活动的工作方法,包括全面评估及分析服务对象生理、心理、社会、精神、文化等方面的需要,根据需要制订并实施相应的护理计划,评价其护理效果,从而使服务对象得到完整的、适应个体需要的护理。

第一节　概　　述

　　护理程序是护理学发展到一定理论水平时,将理论应用于实践的一种科学的确认问题和解决问题的工作方法。护理程序体现了护理过程中思考与行动的结合,有助于引导护士在工作中做出有效判断,确认服务对象现存或潜在的健康问题,制订符合服务对象需求的护理措施,并通过其健康状况的改变确定是否有效。

一、护理程序的概念及发展历史

（一）护理程序的概念

护理程序是以促进和恢复病人的健康为目标所进行的一系列有目的、有计划的护理活动,它是一个综合的、动态的、具有决策和反馈功能的过程,对病人进行主动的、全面的整体护理,使其达到最佳健康状态。综合性是指要用多学科的知识来处理服务对象对健康问题的反应;动态性是指根据服务对象健康问题的不断变化提出并随时调整护理措施;决策性是指针对服务对象的健康问题决定采取哪些护理措施;反馈性是指实施护理措施后的效果又反过来决定和影响下一步护理措施的制订。

（二）护理程序的理论基础

护理程序是在吸收了多学科理论成果基础上构建而成,如系统论、需要层次论、信息论和解决问题论等。这些理论相互联系、相互支持,共同为护理程序提供理论支持,同时又分别在护理程序实践过程中的不同阶段、不同方面发挥特有的指导作用。系统论组成了护理程序的框架;需要层次论为估计病人健康状况、预见病人的需要提供了理论依据;信息论赋予护士与病人交流能力和沟通技巧,从而确保护理程序的最佳运行;解决问题论为确认病人健康问题,寻求解决问题的最佳方案及评价效果奠定了方法论的基础。

（三）护理程序的发展历史

1955 年,美国护理学家莉迪亚·海尔(Lydia Hall)第一次描述了护理是一个程序过程,认为护理程序是一种观察、测量、收集资料及分析结果的科学工作方法。1961 年美国护理专家奥兰多(Orlando)撰写了《护士与患者的关系》一书,首次使用了"护理程序"一词。但那时的护理程序只包括评估、计划、评价三个步骤。1967 年,护理程序得到进一步的发展而成为四个步骤,即在"计划"之后增加了"实施"。当时护理诊断一直是护理程序第一步"评估"中的一个部分,1973 年,美国护士会出版的《护理实践标准》一书将护理诊断纳入了护理程序,并授权在护理实践中使用。1973 年,北美护理诊断协会规定护理程序包括五个步骤,即评估、诊断、计划、实施、评价。20 世纪 80 年代初,美籍华裔学者李式鸾博士来华讲学,将美国的"Primary Nursing"护理分工制度引入中国,后译为"责任制护理"。1994 年美籍华裔学者袁剑云博士来华讲学,介绍的系统化整体护理受到中国护理界的欢迎,全国部分医院开始试点建设以护理程序为核心的系统化整体护理的"模式病房"。目前广大护理工作者仍在积极探索适应我国国情、具有中国特色的整体护理实践模式。

视频：护理
程序发展史

二、护理程序的步骤

护理程序由护理评估、护理诊断、护理计划、护理实施和护理评价五个相互联系、相互影响的步骤组成。

护理评估(nursing assessment)是护理程序的第一步,是有目的、有计划、系统地收集服务对象生理、心理、社会、精神及文化方面的健康资料,并进行整理以发现和确认其健康问题。

护理诊断(nursing diagnosis)是在评估基础上对所收集的资料进行分析,从护理的角度描述服务对象的健康问题。

护理计划(nursing planning)是针对护理诊断所涉及的健康问题制订出一系列预防、消除或减轻这些问题的护理措施及方法,包括排列护理诊断的顺序、确定预期目标、制订护理措施及书写护理计划。

护理实施(nursing implementation)是护士及服务对象按照护理计划共同参与实践护理活动的过程。

护理评价(nursing evaluation)是将服务对象对护理活动的反应、护理效果与预期的护理目标进行比较,以评价目标完成情况。

五个阶段相互作用,不可分割,同时又各自的功能,其目标为满足服务对象的健康需求,提高护理质量。

第二节　护　理　评　估

护理评估(nursing assessment)是护理程序的开始,是护士通过与服务对象交谈、观察、护理体检等方法有目的、有计划、系统地收集服务对象的资料,为护理活动提供可靠依据的过程。评估是否全面、准确,直接影响护理诊断的准确性及护理计划的制订和实施。评估也是一个动态、循环的过程,贯穿于护理过程之中。

一、收集资料的目的

收集资料是护士系统、连续地收集服务对象健康状态信息的过程,主要目的是建立病人健康状况的基本资料,为做出正确的护理诊断、制订护理计划、评价护理效果提供依据,也为护理科研积累资料。

二、资料的类型

按照收集资料的方法不同,可分为主观资料和客观资料。

1. 主观资料 指服务对象对自己健康状况的认知和体验,包括服务对象所感觉的、所经历的以及看到的、听到的、想到的内容的描述,是通过与服务对象及有关人员交谈获得的资料,也包括亲属的代诉。如服务对象描述"头晕""胸痛""我感觉紧张"等。

2. 客观资料 指检查者通过观察、交谈、体格检查和实验室检查等方法获得的有关服务对象健康状况的资料。如发热、血压升高等资料。检查者需具有敏锐的观察能力及丰富的临床经验以全面而准确地获取客观资料。

当护士收集到主观资料和客观资料后,应将两者加以比较和分析,以证实资料的准确性。如服务对象自述未饮酒,但护士可闻到其呼吸中有酒精味道;服务对象自述不痛,但护士可观察到服务对象眉头皱起、拳头紧握,测量脉搏加快。当这种主观资料与客观资料不一致时,护士需谨慎判断,必要时进一步收集其他资料以了解情况。

三、资料的来源

（一）直接来源

服务对象本人是资料的直接来源。在服务对象意识清楚、精神稳定、非婴幼儿的情况下,可以通过交谈、观察、身体评估等方法获取资料,包括服务对象的主诉、肢体语言、因生理或心理的反应所表现出的外在行为、个人健康需求、生活型态、既往病史和现病史、日常活动的改变等资料。

（二）间接来源

1. 家属及重要影响人 对意识不清、精神状态不稳定、有语言障碍的服务对象及婴幼儿,其家属或重要影响人是获取资料的重要来源。当病人病情危重或急诊情况下,家属或重要影响人可能成为资料的唯一来源。有时即使服务对象本身能提供资料,但当资料必须澄清时,家属或重要影响人都是很好的资料来源。重要影响人包括主要的照护者及对服务对象的健康有重大影响力者,如父母、配偶、兄弟姐妹,其他亲戚、朋友、同事等。家属和重要影响人除了提供额外的补充资料,也可以从他们提供的资料中,验证病人本身提供的资料是否正确,如病人是否按时服药,睡眠、饮食如何等资料。有时家庭关系紧张的服务对象并不希望护士询问家庭成员,护士应尊重服务对象的意见。

2. 其他医务人员 主要是指共同或曾经参与照护服务对象的医疗成员,包括其他护士、医师、营养师、康复师、药剂师等,都可提供重要资料。如对于住院病人有不同级别的医师诊疗,不同护士照顾,有护士长、营养师与其接触沟通。因此,其他医护人员也是很好的资料来源。

3. 病历和记录 病历有服务对象既往病史和现有健康情况,如症状、病程及治疗等,同时也有许多辅助检查的客观资料,如 X 线、实验室检查报告等。记录包括社区的卫生记录和儿童的预防接种记录等。

4. 医疗护理文献 护理学及其他相关学科的文献可为服务对象的病情判断、治疗和护理等提供理论依据。

四、资料的内容

在进行护理评估时,护士不但要了解服务对象的身体状况,还要关心其心理、社会、文化、经济等情况,才能做出全面评估。内容主要包括一般资料、生活状况及自理程度、健康检查及心理社会状况等。

1. 一般资料　①姓名、性别、年龄、职业、民族、婚姻、文化程度、住址等。②本次住院的情况:主诉、现病史、入院方式、医疗诊断及目前用药情况。

2. 过去健康状况　如患病史、住院史、家族史、手术及外伤史、过敏史等。

3. 生活状况及自理程度　①饮食型态,即服务对象饮食的种类、营养搭配及摄入情况、食欲、咀嚼及吞咽情况。②睡眠休息型态,即服务对象在睡眠、休息后的体力恢复情况以及是否需要辅助睡眠。③排泄型态,即服务对象排便、排尿情况以及有无排泄异常。④烟酒嗜好,即服务对象有无烟酒嗜好,有嗜好者达到何种程度。⑤活动与运动型态,即服务对象生活自理能力、活动能力、活动耐力的情况以及躯体有无活动障碍。

4. 护理体检　①生命体征、身高、体重、意识、瞳孔。②皮肤黏膜的颜色、温度、湿度、弹性、完整性等。③呼吸的节律、频率、有无呼吸困难及咳嗽、咳痰等。④心率、心律、心音、有无杂音、组织有无水肿等。⑤有无消化道症状,如恶心、呕吐、腹痛、腹胀等反应等。⑥月经周期及月经量是否正常等。⑦骨骼发育情况、活动能力、活动耐力、步态等。⑧有无疼痛、眩晕、麻木、瘙痒;听觉、嗅觉、味觉、触觉有无异常;认知过程有无障碍等。

5. 心理社会资料　①自我感知与自我概念型态。即服务对象有无焦虑、恐惧、沮丧、愤怒等情绪反应;有无负罪感、无用感、无能为力、孤独无助感、自我否定等心理感受。②角色与关系型态。体现了服务对象的支持系统,如就业状态、角色问题(配偶、子女、家庭成员)和社交状况。③应对与压力耐受型态。近期有无重大生活事件,应对能力、应对方式、应对效果及支持系统等。④价值信念型态。服务对象的人生观、价值观以及宗教信仰等。

护士在收集资料时应详细询问相关资料,如发病时间、症状是突然出现还是逐渐出现,是否持续存在,持续时间、部位、强度等信息。如一位病人描述其感到疲乏,护士应询问病人活动中或运动后疲乏是否加剧,是在某一特定时间出现还是持续存在,有无其他加剧或减轻疲乏的行为或因素等。

五、收集资料的方法

收集资料的方法主要有四种,包括观察、护理体检、交谈(询问病史)、查阅资料。

1. 观察　观察是护士在临床实践中,利用感官或借助简单诊疗器具,系统地、有目的地收集病人的健康资料的方法。观察是一个连续的过程,病人一入院就意味着观察的开始,一位有能力的护士必须随时进行观察,并能敏锐地做出适当的反应。

(1) 视觉观察:护士通过视觉观察病人的精神状态、营养发育状况、面容与表情、体位、步态、皮肤、黏膜、舌苔、呼吸方式、呼吸节律与速率、四肢活动能力等。

(2) 触觉观察:护士通过触觉来判断病人某些器官、组织物理特征的一种检查方法,如脉搏的跳动、皮肤的温度与湿度、脏器的形状与大小,以及肿块的位置、大小与表面性质。

(3) 听觉观察:护士运用耳朵辨别病人的各种声音,如病人谈话时的语调、呼吸的声音、咳嗽的声音、喉部有痰的声音、器官的叩诊音等,也可借助听诊器听诊心音、肠鸣音及血管杂音等。

(4) 嗅觉观察:护士运用嗅觉来辨别发自病人的各种气味,如呕吐物、分泌物、排泄物等的异常气味,以判断疾病的性质和变化。

2. 护理体检　护士运用视诊、触诊、听诊、嗅诊等方法,对病人进行全面的体格检查,了解病人的阳性体征,确立护理诊断,从而制订护理计划。

3. 交谈　护士通过与病人和家属的交谈收集有关病人健康状况的信息,是收集主观资料的最主要方法,同时也有助于与病人建立起相互信任的关系。交谈时护士应注意运用沟通技巧,对一些敏感性话题应注意保护病人的隐私。

(1) 安排合适的环境:交谈环境应安静、舒适、不受干扰,并有适宜的光线、温度。病人在这样的环境下陈述自己的感受,可感觉放松,压力较小。

(2) 说明交谈的目的和所需要的时间:护士在交谈开始前应先向病人说明交谈的目的、交谈所需要的时间,使病人有思想准备。

（3）引导病人抓住交谈的主题：①护士应事先了解病人的资料,准备交谈提纲,按顺序引导病人交谈。可先从主诉、一般资料开始,再引向过去健康状况及心理、社会情况等。②病人叙述时,要注意倾听,不要随意打断或提出新的话题,要有意识地引导病人抓住主题,对病人的陈述或提出的问题,应给予合理的解释和适当的反应,如点头、微笑等。③交谈完毕,应对所交谈内容作出小结,并征求病人的意见,向病人致谢。

4. **查阅资料** 包括病人的病历、各种护理记录以及有关文献等。

病人的年龄与评估的方式

1. **儿童及青少年** 病人的年龄、语言沟通能力及注意力决定其参与评估的程度。幼儿注意力持续时间短,难以参与长时间交谈;学龄期儿童对游戏的参与度较高;青少年在无家长陪伴的情况下往往可提供更多信息。因此,在评估时应注意:①确定病人的年龄及所处的发展阶段。②与病人建立良好的关系。③注意病人与家属之间的相互作用。

2. **老年人** 老年人的病史资料包括生理、认知、情感、社会等各方面,可能涉及多个任务、情境或事件。为了收集到更加完整的资料,护士应采用适当的技巧促进交谈,包括:①与病人先建立良好的关系,表现出对老年人的尊重。②明确老年人是否存在听觉、视觉的障碍。③给予老年人充分的反应时间。④允许老年人缅怀过去。

0702

视频:护理
评估

六、资料的整理与记录

（一）整理资料

整理资料是护理评估的重要组成部分,是将收集的资料进行归纳、分类,以找出服务对象的护理需求,确定护理问题。资料的分类可依据马斯洛需要层次理论、戈登(Gordon)的 11 种功能性健康型态或北美护理诊断协会(North American Nursing Diagnosis Association,NANDA)的人类反应型态分类法 Ⅱ 进行诊断分类。

1. 依据马斯洛需要层次理论进行整理分类

（1）生理的需要:如呼吸道阻塞、水肿、腹胀、便秘等。

（2）安全的需要:如住院后感到寂寞无助,对治疗或手术担心等。

（3）爱与归属的需要:如希望得到亲友的关爱,害怕孤独等。

（4）尊重的需要:如因疾病导致的自卑感等。

（5）自我实现的需要:如担心住院会影响工作或学习等。

2. 依据戈登的 11 种功能性健康型态整理分类

（1）健康感知-健康管理型态:指服务对象对自己健康状态的感知,以及维持健康的方法。如疾病起因、既往入院情况、本次入院期望等。

（2）营养-代谢型态:与代谢需要有关的食物、液体消耗的状况,以及局部营养供给情况。如营养、液体的摄入、组织完整性及生长发育等的需求。

（3）排泄型态:包括排便、排尿以及皮肤的排泄状况。

（4）活动-运动型态:指服务对象运动、活动、休闲与娱乐状况。如日常活动情况,有无移动障碍或疲劳等。

（5）睡眠-休息型态:指服务对象睡眠、休息以及精神放松的状况。

（6）认知-感知型态:指服务对象的认知能力及感官功能。如有无听觉、视觉、触觉障碍,有无疼痛、眩晕等。

（7）角色-关系型态:指服务对象从事的角色任务及人际关系的互动情况。如支持系统、婚姻状况、有无父母或亲属等。

（8）自我认识-自我概念型态:指服务对象对于自我价值与情绪状态的信念与评价。如对自我的

笔记

描述,疾病对自我概念的影响等。

（9）性-生殖型态:指服务对象的性态度及生殖器官功能。如生育史、性欲、月经等。

（10）应对-压力耐受型态:指服务对象的压力程度、应对与调节压力的状况。如主要生活变化、解决问题的能力等。

（11）价值-信念型态:指服务对象进行选择及决策的价值观。如宗教信仰等。

3. 依据 NANDA 的人类反应形态分类法Ⅱ进行诊断分类

（1）促进健康:完好状态或功能正常的意识以及继续控制或增强完好状态或功能正常的对策。

（2）营养:摄入、吸收和应用,营养素的活动以满足生理需要和健康的能力。

（3）排泄:分泌和排泄体内废物的能力。

（4）活动/休息:能量的产生、转化、消耗或平衡。

（5）感知/认知:对信息的感觉、整合和反应的能力。

（6）自我感知:对自我认识的感觉、整合和反应的能力。

（7）角色关系:建立或维持人际关系的方式和能力。

（8）性/生殖:性别的认同、性功能和生殖。

（9）应对/应激耐受性:处理生活事件、环境变化的能力。

（10）生活准则:针对生活事件的个人观点、行为方式及所遵循的原则。

（11）安全/防御:避免危险、机体损伤或免疫系统的损伤,保障安全。

（12）舒适:精神、身体和社会的完好状态或放松状态。

（13）成长/发展:机体和器官的生长与年龄相适应。

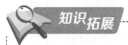

知识拓展

北美护理诊断协会

20 世纪 70 年代,随着 NANDA 诊断分类的研发,开始出现了标准化护理语言。护理诊断就是"关于个人、家庭、社区对现存或潜在的健康问题及生命过程反应的一种临床判断。护理诊断为选择护理措施以达到护士可负责的结局提供了依据"(NANDA International,2005)。1973 年,一组护士在美国密苏里州圣路易市组成首届全国护理诊断分类大会会议组(NANDA,1999)。2002 年,该组织更名为北美国际护理诊断协会,以更好地反映其成员来自于各个国家。北美护理诊断协会是一个会员组织,由一位推举的主席和一个委员会领导。诊断审阅委员会负责审阅会员提交的新诊断及优化的现有诊断,分类委员会负责将诊断加入分类学中并不断优化分类学。2005 年,NANDA分类包括 172 个诊断,分类学Ⅱ包括 13 个领域和 47 个类别(NANDA International,2005)。

将资料进行整理分类后,应仔细检查有无遗漏,及时补充,以保证资料的完整性;将所收集到的资料与正常值进行比较,与病人健康时状态比较,注意并预测潜在性问题,在此基础上进行综合分析,以发现异常情况并找出异常资料及其相关影响因素。有些资料虽然目前仍在正常范围,但是由于存在危险因素,若不及时采取预防措施,以后很可能会出现异常,损害服务对象的健康。因此,护士应及时收集资料并对危险因素作出评估。

（二）记录资料

记录资料是护理评估的最后一步。记录时应遵循全面、客观、准确、及时的原则,并符合医疗护理文件书写要求。应将所有收集的资料记录下来,注意保持资料的原始性。记录的资料要反映事实,应尽量用病人自己的语言,并加引号。不要带有自己的主观判断和结论,应客观地记录病人所说和临床所见。客观资料的记录应使用医学术语,所描述的词语应准确。资料的收集过程不应只限于服务对象入院时,应贯穿于护理程序的整个过程。

入院护理评估单

第三节 护理诊断

护理诊断是护理程序的第二步,是在评估的基础上对所收集的健康资料进行分析,从而判断服务

视频:护理诊断发展史

视频:护理诊断

对象现存或潜在的健康问题以及引起健康问题的原因。

一、护理诊断的概念

1990 年,NANDA 提出并通过了护理诊断的概念:护理诊断是关于个体、家庭、社区对现存或潜在的健康问题及生命过程反应的一种临床判断,是护士为达到预期目标(预期结果)选择护理措施的基础,这些预期结果是应能通过护理职能达到。护理诊断是对病人生理、心理、社会、文化、发展及精神方面所出现健康问题的反应的说明。护士可通过对服务对象的评估,判定其健康问题,通过护理职能解决或缓解问题。

二、护理诊断的组成

护理诊断包括四个组成部分:名称、定义、诊断依据和相关因素。

1. 名称 每一项 NANDA 公认的护理诊断都有其特定名称。名称是对服务对象健康状况的概括性描述。常用改变、受损、缺陷、无效或有效等特定描述语,如"清理呼吸道无效""躯体移动障碍""知识缺乏"等。分为现存的、危险的、健康的三种类型。

NANDA 护理诊断一览表(2015—2017)

(1) 现存的护理诊断:现存的护理诊断(actual nursing diagnosis)是对个体、家庭或社区服务对象进行评估时发现目前已存在的健康问题或反应的描述。如"便秘""恐惧"。

(2) 危险的护理诊断:危险的护理诊断(risk nursing diagnosis)是对易感的个人、家庭或社区服务对象的健康状况或生命过程目前尚未发生的,但有危险因素存在,若不加以干预,就极有可能发生的健康问题反应的描述。如术后病人存在"有感染的危险",长期卧床的病人存在"有皮肤完整性受损的危险"。

(3) 健康的护理诊断:健康的护理诊断(wellness nursing diagnosis)是对个体、家庭或社区服务对象具有的达到更高健康水平潜能的描述。健康是生理、心理、社会、精神、文化各方面的完好状态。如"母乳喂养有效"。

2. 定义 定义是对名称的一种清晰的、准确的表达,并以此与其他护理诊断相鉴别。每一个护理诊断都具有其特征性定义。例如"有感染的危险"的定义为"个体处于易受机会性或致病性病原体侵犯的一种危险状态"。

3. 诊断依据 明确诊断依据是正确做出护理诊断的前提。诊断依据是指作出护理诊断的临床判断依据,常常是病人所具有的一组症状和体征,以及有关病史,也可以是危险因素。根据诊断依据在特定诊断中的重要程度可将其分为主要依据和次要依据。

(1) 主要依据:是指形成某一特定诊断所应具有的一组症状和体征及有关病史,是诊断成立的必要条件。

(2) 次要依据:是指在形成诊断时,多数情况下会出现的症状、体征及病史,对诊断的形成起支持作用,是诊断成立的辅助条件。

举例:腹泻

主要依据:水样粪便和/或排便次数增加(3 次/天以上)。

次要依据:急迫感;绞痛或腹痛;肠鸣音次数增加;粪便更加稀薄和粪便的量增加。

4. 相关因素 相关因素是指引发服务对象健康问题的原因或情境。护士要制订出有针对性的预期目标和护理计划,必须明确护理诊断的相关因素。常见的有以下几个方面:

(1) 病理生理方面:指与病理生理改变有关的因素。如"疲乏"的相关因素可能是与营养不良有关。

(2) 心理方面:指与服务对象的心理状况有关的因素。如"活动无耐力"可能由疾病后服务对象处于较严重的抑郁状态引起。

(3) 治疗方面:指与治疗措施有关的因素(用药、手术创伤等)。如"清理呼吸道无效"相关因素可能是与药物的镇静作用有关。

(4) 情境方面:指环境、情境等方面的因素(陌生环境、压力刺激等)。例如"体液不足"可能与天气过热或日晒、干燥有关。

笔记

原卫生部护理中心护理诊断小组推荐的我国常用20个护理诊断

（5）年龄方面：指在生长发育或成熟过程中与年龄有关的因素,如"有孤独的危险"可能与老年失去正常社会联系有关,见于退休、搬迁等。

三、护理诊断的陈述

护理诊断的陈述包括三个结构要素:①问题(problem,P),即护理诊断的名称,指服务对象现存的和潜在的健康问题。②症状或体征(symptoms or signs,S),指与健康问题有关的症状或体征。③病因(etiology,E),是指引起服务对象健康问题的直接因素、促发因素或危险因素。疾病的原因往往是比较明确的,而健康问题的原因往往因人而异。

护理诊断的陈述方式主要有以下3种:

1. 三部分陈述 现存的护理诊断经常用三段式陈述法,即PES或PSE公式,如:营养失调:高于机体需要量(P):肥胖(S) 与进食过多有关(E)。

2. 两部分陈述 有的护理诊断用两段式陈述法,即PE公式,只有护理诊断名称和相关因素,而没有临床表现,多用于"有……危险"的护理诊断。如:有皮肤完整性受损的危险(P) 与长期卧床导致局部组织受压有关(E)。

3. 一部分陈述 只有P,多用于健康的护理诊断,如:母乳喂养有效(P)。

四、书写护理诊断的注意事项

1. 护理诊断使用统一的名称,所列问题应简明、准确、陈述规范,应该为护理措施提供方向。

2. 护理诊断必须是以所收集到的资料作为诊断依据,一个护理诊断针对一个健康问题,一位病人可有多个护理诊断,并随病情发展而变化。

3. 避免与护理目标、护理措施、医疗诊断相混淆,勿用症状或体征代替护理诊断。

4. 护理诊断应明确相关因素,陈述必须详细、具体、容易理解。

5. 确定的问题必须是用护理措施能解决的问题,同样的护理诊断可因不同的相关因素而具有不同的护理措施。

6. 护理诊断不应有易引起法律纠纷的描述。如将长期卧床病人的护理诊断书写为"皮肤完整性受损:与护士未及时给病人翻身有关""有受伤的危险:与病房没有走廊扶手有关"等,都有可能引发法律纠纷,并产生不良后果。

7. 书写护理诊断应避免价值判断,如"卫生不良 与懒惰有关"之类的文字。

五、合作性问题

在临床护理实践中,护士常遇到一些护理问题没有包含在NANDA制订的护理诊断中,而这些问题也确实需要护士提供护理措施。因此,1983年Lynda Juall Carpenito提出了合作性问题(collaborative problem)的概念。她认为护士需要解决的问题可分为两类:一类经护士直接采取措施可以解决,属于护理诊断;另一类需要护士与其他健康保健人员,尤其是与医生共同合作解决,属于合作性问题。

合作性问题是指由于各种原因造成的或可能造成的生理上的并发症,是需要护士进行监测,并需要与其他医务人员共同处理以减少发生的问题的描述。合作性问题的陈述方式是"潜在并发症(potential complication,PC):××××",如"潜在并发症:心律失常"。

六、护理诊断与医疗诊断的区别

护理诊断和医疗诊断虽然同为"诊断",但功能却大不相同。护士可依据护理诊断制订出满足服务对象需要的护理计划,帮助其改善所面临的健康问题;而医疗诊断是医疗团队治疗疾病的依据,护理诊断与医疗诊断的区别(表7-1)。

表 7-1 护理诊断与医疗诊断的区别

项目	护理诊断	医疗诊断
临床研究对象	对个人、家庭及社区的健康问题或生命过程反应的临床判断	对个体病理生理变化的临床判断
描述内容	描述个体对健康问题的反应	描述一种疾病
问题状态	现存或潜在的	多是现存的
决策者	护士	医疗人员
职责范围	属于护理职责范围	属于医疗职责范围
适用范围	适用于个体、家庭、社区的健康问题	适用于个体疾病
数量	可同时有多个	通常只有一个
稳定性	随健康状况变化而改变	一旦确诊不会改变

第四节 护理计划

护理计划是针对护理诊断制订的具体护理措施,是进行护理行动的指南。制订计划的目的是为了使病人得到个性化的护理,保持护理工作的连续性,促进医护人员的交流,并利于评价。

一、护理诊断的排序

(一)排列护理诊断的优先顺序

当服务对象出现多个护理诊断或者问题(包括合作性问题)时,需要先对这些护理诊断/问题进行排序,以便根据问题的轻、重、缓、急来安排护理工作。护理问题在优先次序上可分为首优问题、中优问题和次优问题三类。

1. 首优问题 指对生命威胁最大,需要立即解决的问题。如心输出量减少、气体交换受损、清理呼吸道无效等。

2. 中优问题 指虽然不直接威胁生命,但能导致身体上的不健康或情绪上变化的问题。如急性疼痛、压力性尿失禁、恐惧等。

3. 次优问题 指个人在应对发展和生活变化时所遇到的问题,这些问题与特定的疾病或其预后并不直接相关。如社交孤立、疲乏等。这些问题往往不很急迫或需要较少帮助即可解决。但这些问题并非不重要,同样需要护士给予帮助,使问题得到解决,以便帮助服务对象达到最佳健康状态。

(二)排列护理诊断的原则

1. 按人类基本需要层次论排序 马斯洛的人类基本需要层次论认为,人只有低层次需要得到满足,才能考虑更高层次的需要。因此,生理需要未满足的问题应优先解决,尤其对生理功能平衡状态威胁最大的问题应排在最前面。如与呼吸有关的"气体交换受损"、与体液有关的"体液不足"等。当这些问题得到一定程度的解决后,护士可以把工作重点转移到满足更高层次的问题上。

2. 排序时应考虑服务对象的主观需求 由于护理对象是人,同样的需求对不同的人,其重要性可能不同。服务对象认为最为迫切的问题,在与治疗、护理无原则冲突的情况下,可考虑优先解决。

3. 排序不是固定不变的 随着病情的变化,威胁生命的问题得以解决,生理需要获得一定程度的满足后,中优或次优问题可以上升为首优问题。例如,心力衰竭病人会出现"体液过多""心输出量减少""活动无耐力"的护理诊断。与前两个严重威胁病人生命的问题相比,"活动无耐力"只能列入中优问题。但随着病情好转,病人呼吸顺畅、心音稳定、尿量恢复正常,心功能处于相对稳定状态,此时如何帮助病人早日活动以减少并发症的发生则转变为护理重点,成为首优问题。

4. 不要忽视潜在的问题　一般认为应优先解决现存问题,但有时潜在的护理诊断和合作性问题比现存问题更重要,需要列为首优问题。护士应根据理论知识和临床经验对这类问题进行全面评估。例如小儿肺炎的患儿"有心功能不全的危险　与缺氧、酸中毒有关",如果不及时采取措施加以预防,就会危及患儿生命,应列为首优问题。

二、设定预期目标

预期目标也称预期结果,是护士期望服务对象接受照护之后能够达到的健康状态或行为的改变。预期目标针对护理诊断而提出,是选择护理措施的依据,也是评价护理措施的标准。每个护理诊断都应有相应的预期目标。

（一）目标的分类

根据实现目标所需时间的长短可分为近期目标和远期目标。

1. 近期目标　是指在较短的时间内(一般小于 7 天)能够达到的目标,适合于住院时间较短、病情变化较快者。例如,"2 天后病人可下床独立行走 10m"。

2. 远期目标　是指需要相对较长时间(数周、数月)才能够达到的目标。长期目标常需要护士针对一个长期存在的问题采取连续性干预才能解决。如长期卧床的服务对象需要护士在整个卧床期间给予精心的皮肤护理以预防发生压疮,长期目标可以描述为"卧床期间皮肤完整无破损"。有时长期目标也可通过实现一系列短期目标而达到,而且病人出院前可能不一定会达到。因此,长期目标适用于在家庭环境接受护理或进行康复护理的病人。如"2 个月内,病人能自己完成洗漱、进食、如厕"。

（二）目标的陈述方式

目标的陈述方式为:主语+谓语+行为标准+条件+时间状语。

1. 主语　是服务对象或服务对象的生理功能或机体的一部分。如体重、体温、尿量等。有时服务对象在目标陈述中充当主语时可被省略。

2. 谓语　是指主语将要完成且能被观察到的行为动作。

3. 行为标准　是指服务对象完成该行为所要达到的程度。

4. 条件状语　是指服务对象完成该行为所处的条件状况,并非所有目标陈述都包括此项。

5. 时间状语　是指服务对象在何时达到目标中陈述的结果,即何时对目标进行评价。这一要素可督促护士帮助服务对象尽快达到目标。

例:三日后　　　病人　　挂拐　　　行走　　　50m

　　时间状语　　主语　　条件状语　　谓语　　　行为标准

（三）陈述目标的注意事项

1. 目标陈述应是护理活动的结果,主语应是服务对象或其身体的一部分,而非护理活动本身,更不是描述护士的行为或护士采取的护理措施。

2. 目标陈述应简单明了,切实可行,属于护理工作范围。

3. 目标应具有针对性,一个目标针对一个护理诊断。

4. 目标应有具体日期,并可观察和测量。目标应有具体的检测标准、时间限度,便于护士客观的测评服务对象状况的改变及改变程度。

5. 目标应与医疗工作相协调。

三、制订护理措施

护理措施(nursing intervention)也称为护理干预,是护士帮助服务对象实现预期目标的具体实施方法,规定了解决健康问题的护理活动的方式与步骤。制订护理措施的过程需要护士针对护理诊断,结合服务对象的具体情况,运用评判性思维与护理专业知识和实践经验做出决策。

（一）护理措施的内容

护理措施主要包括病情观察、基础护理、饮食护理、护理体检及手术前后护理、心理护理、功能锻炼、健康教育、执行医嘱、对症护理等。护理措施应当清楚、明确、专为适合某个病人的护理需要而提出，不应千篇一律。重点放在促进健康、维持功能正常、预防功能丧失、满足人的基本需要，预防、减低或限制不良反应。

（二）护理措施的类型

1. 独立性护理措施　是指护士不依赖医嘱，而是运用护理知识和技能可独立完成的护理活动。如帮助病人抬高水肿的肢体，完成日常生活活动；进行皮肤护理，指导腹部术后病人咳嗽时保护切口等护理措施；保护病人安全及预防感染、预防危险问题的措施；提供健康教育和咨询，提供心理支持等。

2. 依赖性护理措施　是指护士执行医嘱的护理活动，如遵医嘱给药、更换伤口敷料、外周静脉置管、诊断性检查的准备工作等。执行依赖性护理措施并非机械地执行，同样要求护士具备一定的知识和技能。如遵医嘱给药要求护士掌握药物的分类、药理作用、剂量及副作用等。进行外周静脉置管，要求护士具备相应技能，并能够预测可能出现的后果及并发症。此外，护士还负责与病人的沟通，如诊断性检查前的沟通及检查后告知结果等。

3. 协作性护理措施　是指护士与其他医务人员共同合作完成的护理活动。如护士与理疗师一起协商、讨论，为帮助病人恢复功能而制订的康复措施；与营养师一起制订符合病情的饮食计划等。

（三）制订护理措施的注意事项

1. 护理措施应具有科学依据　护理措施应基于科学的基础上，护士依据最新科学证据制订，这些依据可以是医学基础知识、行为科学知识、社会科学知识等。禁止将无科学依据的措施用于服务对象。

2. 护理措施应有针对性　护理措施针对预期的护理目标。一个护理目标可通过几项护理措施来实现，按主次、承启关系排列。

3. 护理措施应切实可行　选择护理措施一方面要从护士数量、业务水平和医院设施、设备的实际情况出发，另一方面要符合服务对象的身心状况，如病情、年龄、性别、体力、认知水平、愿望及要求。

4. 护理措施应保证服务对象的安全　护士为服务对象提供护理过程中，应考虑服务对象的病情和耐受能力，保证其生理安全和心理安全。

5. 护理措施应具体、明确、全面　护理措施的描述应准确、明了，以利于护理同一服务对象的其他护士正确执行护理措施。护理措施必须具有可操作性，一项完整的护理措施应包括日期、具体的内容、执行的方法、执行的时间和签名。制订时应参阅其他医务人员的病历记录，意见不一致时应协商达成共识。

6. 鼓励服务对象参与护理措施的制订　护理措施的执行需要服务对象的配合，在制订护理措施过程中，鼓励服务对象或家属参与，保证护理措施的最佳效果。

视频：护理措施

四、书写护理计划

护理计划是将护理诊断、目标、措施等各种信息按一定规格组合而形成的护理文件。书写护理计划有利于医疗团队成员之间的沟通，便于分配工作时间与资源，并有助于提高护理质量。护理计划的书写格式，因不同的医院有各自具体的条件和要求，书写格式多种多样，大致包括日期、护理诊断、预期目标、护理措施、效果评价等几项内容。

护理计划明确了服务对象健康问题的轻、重、缓、急及护理工作的重点，确定了护理工作的目标，制订了实现预期目标的护理措施，为护士解决服务对象的健康问题、满足其健康需要提供了行动指南。护士在计划阶段不要急于对照标准护理计划，而应先独立思考，做出判断和决策后，再对照标准计划，选择与之相符的项目。对于标准护理计划上没有列出，而服务对象却存在的护理诊断，按护理计划格式填写护理计划单（表7-2）。

表 7-2 护理计划单

开始日期	时间	护理诊断	预期目标	护理措施	签名	评价		
						日期/时间	结果	签名
06.05	11am	清理呼吸道无效:与呼吸道感染、痰液黏稠有关	1周内病人痰液稀薄,容易咳出;痰量减少甚至消失	1. 观察病人咳喘症状,尤其是痰液的性状和量 2. 遵医嘱给予痰液稀释剂,观察药物的疗效和副作用 3. 指导深呼吸和有效咳嗽 4. 按医嘱施行超声雾化等吸入疗法 5. 每日饮水 1500ml 以上,适当增加蛋白质和维生素的摄入 6. 保持病室内空气新鲜,其温度、湿度适宜	刘×	06.12 8am	目标完全实现	吴×
06.05	11am	体温过高:与肺部感染有关	2天内病人体温下降至正常	1. 遵医嘱给予抗生素治疗,观察药物的疗效 2. 每4小时监测生命体征1次,如发现体温突然升高或骤降不升时,随时记录并给予处理 3. 必要时物理降温 4. 鼓励多饮水,遵医嘱给予静脉补液及药物降温并记录降温效果 5. 出汗时随时更换衣服和被服,保持床单清洁干燥。做好皮肤,口腔护理	刘×	06.07 8am	目标完全实现	王×

第五节 护理实施

护理实施是护理程序的第四步,是将护理计划付诸实践,实现护理目标的过程。实施的过程要求护士具备丰富的专业知识,熟练的操作技能和良好的人际沟通能力,以保证护理计划顺利进行,使服务对象得到高质量的护理。从理论上说,实施是在护理计划制订之后,但在实际工作中,特别是抢救危重病人时,实施常先于计划之前,护士需要根据头脑中应对紧急情况时形成的初步护理计划,立即采取护理措施,事后再书写完整的护理计划。

一、实施步骤

(一)实施前准备

1. 护士在执行计划之前,针对将要为病人所采取的护理措施和方法,思考以下问题:

(1) 做什么(what):回顾已制订好的护理计划,保证计划内容是科学的、安全的、符合服务对象目前情况。护士每一次接触服务对象,可实行多个针对不同护理诊断的护理措施。因此在实施前护士将这些护理措施组织起来,以保证正确有序的执行。如护士到病人床前按顺序做以下工作:评估病人饮食情况(针对"营养失调")、查看皮肤受压部位(针对"有皮肤完整性受损的危险")、记录病人尿量(针对"体液过多")、协助病人下床行走(针对"活动无耐力")。

（2）谁去做(who)：确定护理措施是护士自己做，还是与其他医务人员共同完成，需要多少人。一旦护士为病人制订好护理计划，计划可由下列几种人员完成：①护士本人，由制订护理计划的护士将计划付诸行动。②其他医务人员，包括其他护士、医生和营养师等。③病人及其家属，有些护理措施，需要病人及其家属参与或直接完成。

（3）怎么做(how)：实施时将使用哪些技术和技巧，回顾技术操作、仪器操作的过程。如果需要运用沟通交流，则应考虑在沟通中可能遇到的问题，可以使用的沟通技巧及如何应对等。

（4）何时做(when)：根据服务对象的具体情况、健康状态，选择执行护理措施的时间。如有关病人饮食指导的健康教育应安排在家属探视时间。

（5）何地做(where)：确定实施护理措施的场所也十分必要，尤其对于涉及病人隐私的操作，更应注意环境的选择。

2. 重新评估　由于病人的健康状况不断发生变化，评估应贯穿于护理程序全过程。如果发现病人的情况发生变化，就要及时修改护理计划。当护士满足病人的护理需求后也应修改护理计划，重新评估病人的资料。因此，在实施前护士必须重新评估。

3. 审阅和修改　注意所制订的护理计划是否适合病人现阶段的情况与临床情境，护理诊断是否需要改变，预期目标是否合适。如果发现计划与病人情况不符合，应及时予以修改。

4. 分析所需知识和技能　随着科学技术的发展，护士常常需要使用新的设备和技术，若实施护理措施所需专业知识、认知技能、人际交流技能、操作技能等存在欠缺，应及时补充，必要时查阅资料或请教他人，弥补不足。

5. 预测可能的并发症及预防措施　护士应凭借自己的专业知识和工作经验，充分评估和预测实施过程中可能出现的并发症及存在的危险因素，采取必要预防措施。如肥胖病人术后因疼痛未得到控制，不愿或不能配合护士进行床上翻身，导致发生压疮危险的可能性增加。护士应在帮助病人缓解疼痛的同时应用气垫床等装置预防压疮。

6. 组织实施计划的资源　在实施护理措施前，护士要根据预期目标和护理计划，准备人力资源和环境资源。人力资源包括医护人员、家属及重要影响人。制订措施时必须充分评估他们在知识、技能、时间、经济能力等方面能给服务对象提供帮助的能力。如帮助脊柱损伤的病人更换体位需要护士协助，给糖尿病病人做饮食指导的健康教育可将其家属纳入。环境的准备也要根据病人的具体情况和预期目标而定。如谈论涉及病人隐私问题时，应选择较为私密且不被打扰的时间和地点。

（二）执行计划

在执行计划时，护理活动应与医疗密切配合，与医疗工作保持协调一致；要取得病人及家属的合作与支持，并在实施中进行健康教育，以满足其学习需要。通过熟练运用各项护理技术，密切观察实施后病人的生理、心理状态，了解病人的反应及效果，有无新的问题出现并及时收集相关资料，以便能迅速、正确地处理新出现的健康问题。

（三）护理记录

护理记录是护理实施阶段的重要内容，是护理活动交流的重要形式。将实施过程完整、准确的记录下来有助于其他医护人员及时了解情况，为下一步治疗和护理提供可靠依据。护理记录要求描述具体、客观、简明扼要、重点突出，体现动态性和连续性，可采用文字或填表的形式描述。

1. 护理记录的内容　包括实施护理措施后病人、家属的反应及护士观察到的效果；病人出现的新的健康问题与病情变化，所采取的治疗和护理措施；病人的身心需要及其满足情况；各种症状、体征；器官功能的评价；病人的心理状态等。

2. 护理记录的方法　护理管理者提倡在临床实践中使用具体而统一的护理实践及程序表，护士只需记录护理中所遇到的特殊问题。然而，这种方法有一定的法律争议，从法律的角度来讲，如果在表格中没有相应的记录，就可以认为护士没有做相应的工作。因此，医院及其他健康机构要求护士认真、详细、完整地记录护理过程。

临床护理记录的方式有很多，在此主要介绍常用的几种方法：

（1）PIO 格式 P（problem）代表健康问题。I（intervention）代表措施,指护士为解决病人的问题而采取的措施。O（outcome）代表结果,指采取护理措施后的效果。

（2）SOAPIE 格式 按照主观资料（S）、客观资料（O）、评估（A）、计划（P）、干预（I）、评价（E）的格式进行记录。它以护理诊断为基础,根据每一个问题作出护理干预措施的书面计划。SOAPIE 格式的记录包括以下几方面:

S:主观资料 病人、家属或相关人员所提供的资料。

O:客观资料 对病人进行客观检查获得的资料,包括体格检查如血压,或行为反应,如情感。

A:评估 护士对所收集的主观和客观资料进行整理分析后的资料。

P:计划 将要对病人实施的治疗和护理措施。如果每天的计划是重复的,则不必在每天的记录表格里书写。

I:干预 实际执行的护理措施。

E:评价 护理措施实施后,对护理效果以及病人存在问题的评价。

（3）DAR 格式 是对护理实施进行记录的另一种常用方法,它不同于以"问题"为基础,而是强调"要点",记录中包括资料（D）、措施（A）和反应（R）。

（4）PIE 格式 是问题、干预、评价系统记录表格,又称评估、问题、干预、评价（APIE）系统记录表格,是一种系统记录护理过程和护理诊断的方法。

护士在护理实践中需详细记录护理程序的实施过程,上述几种记录方式在美国等西方国家已被护士广泛采用。目前,我国多采用 PIO 记录方式。记录要求及时、准确、真实、重点突出,可采取文字描述或填表、在相应项目上打勾等方式。

在实施中,护士要把各项护理活动的内容、时间、结果及病人的反应及时进行完整、准确的文字记录,称为护理记录或护理病程记录。护理记录可以反映护理活动的全过程,利于了解病人的身心状况,反映护理效果,为护理评价做好准备。

二、实施方法

1. 操作 即护士运用各种相应的护理技术执行护理计划,如皮肤护理、雾化吸入、静脉输液、心肺复苏等。

2. 管理 护士将护理计划的先后次序进行排序,必要时委托其他护士或医务人员执行护理措施,确保护理活动有效进行,使病人更大程度的受益。有些护理活动并不直接针对病人,如急救车的维护、医院环境的控制、物资供应等。

3. 教育 护士须评估病人对信息的需求及影响其接受信息能力的相关因素,如文化因素、社会因素等,对病人及其家属进行疾病的预防、治疗、护理等方面的教育,指导病人及其家属进行自我护理或协助病人的护理。

4. 咨询 当护士提供健康咨询的服务时,不仅要解除病人对健康问题的疑问,还要合理运用沟通技巧为其提供心理支持,帮助其认识并管理现存的压力,以促进健康。如一位年轻女性在照顾年迈患病的母亲时,不仅需要知识和技术指导,更需要心理支持。

5. 记录与报告 详细记录护理计划的执行情况及病情变化情况,及时向医生报告病人出现的身心反应、病情的进展情况。

第六节 护 理 评 价

评价（evaluation）是将病人的健康状况与预期目标进行有计划、系统地比较作出判断的过程。通过评价,可以了解病人是否达到了预期的护理目标。评价虽然是护理程序的最后一步,但评价贯穿于护理活动的全过程。

一、评价方式

1. 护士进行自我评价 内容包括评价护理诊断是否正确,通过实施各种护理措施后,预期目标是否合适,服务对象的需要是否满足,健康问题是否解决,护理措施执行情况及存在的优缺点等。

2. 护士长、护理教师、护理专家的检查评定　主要通过护理会诊、出院护理病历讨论、护理质量评价等方式。

3. 护理查房　护理查房是评价护理程序实施效果的最基本、最主要、也应是最经常的护理活动之一。通过护理查房活动,能及时性地评价护理程序的实施效果,促进护理工作的改进,从而提高护理质量。

二、评价步骤

(一)收集资料

护士可根据评价标准和评价内容,通过直接访谈、检查、评估服务对象,访谈家属及翻阅病历等方式收集相关主客观资料。护理评估与护理评价两者收集资料的方法相似,但目的不同,前者是将收集的资料与正常值比较,以确定护理问题;后者则是将收集的资料与预期目标做比较,确定已知的问题是否改善及改善的程度。

(二)效果评价

在目标陈述中所规定的评价期限达到后,评价预期目标是否实现,即评价通过实施护理措施后,衡量原定计划中的预期目标是否已经达到,可通过以下两个步骤进行:

1. 列出实施护理措施后服务对象实际行为或反应变化。

2. 将服务对象的反应与预期目标比较,判断预期目标实现的程度。包括预期目标完全实现;预期目标部分实现;预期目标未实现。

如预期目标为"病人一周后能行走50m",1周后的评价结果为:

病人已能走50m——目标实现。

病人能走20m——目标部分实现。

病人拒绝下床或行走无力——目标未实现。

为便于护士之间的合作与交流,护士在对预期目标实现与否做出评价后,应记录结论,包括评价结论(预期目标达到的情况)及支持资料(支持评价结论的服务对象的反应),然后签名并注明评价的时间。

(三)分析原因

1. 在评价的基础上,对目标部分实现或未实现的原因进行分析,找出问题之所在。具体问题包括:

(1)所收集的基础资料是否真实、全面、准确?

(2)护理诊断是否正确?

(3)预期目标是否合适?

(4)护理措施是否有针对性且得到有效落实?

(5)服务对象及家属是否积极配合?

(6)病情是否已经改变或有新的问题发生?原定计划是否失去了有效性?

2. 对健康问题重新估计后,做出全面决定。一般有以下四种可能:

(1)停止:对已实现的护理目标或已经解决的问题,停止原有的护理措施。如糖尿病病人能够完成"正确演示胰岛素注射方法"的预期目标,护士可停止有关胰岛素注射方法的健康教育。

(2)继续:预期目标与护理措施恰当,护理问题有一定改善,但仍然存在,计划继续进行。如病人行阑尾炎手术2日后可在护士协助下行走50m,虽未完全达到"病人术后2日可自行下床行走50m"的预期目标,但问题正在解决中,可继续实施当前护理计划。

(3)取消:原有的潜在问题若未发生,通过进一步收集资料,评估病人的护理问题的危险性不存在了,可取消相应诊断、目标、措施等。如腹部手术病人存在"有感染的危险"。经过2周的护理,病人并未出现任何感染,该护理诊断可取消。

(4)修订:目标部分实现或未实现,对诊断、目标、措施中不适当之处加以修改。例如某卵巢癌病人精神抑郁,不愿接受治疗。护士设定预期目标为"1周后病人自述情绪好转"。经过1周的心理护

108

理,病人仍拒绝治疗,企图自杀。护士应将预期目标改为"1 周后病人表示愿意接受治疗",同时继续给予病人心理护理。

(四)合作性问题的评价

由于合作性问题是由医生和护士共同干预以达到预期目标,如果目标没有达到或进展不显著,并不能说明护理计划或干预措施不合理。

(王慧玲 全丹花)

视频:护理评价

思考题

1. 护理程序对护理工作和病人会产生什么影响?

2. 你如何理解护理程序与系统论之间的联系?

3. 某男,57 岁,因全身乏力、右上腹不适等症状入院,诊断为"肝硬化"。护理体检:体温 39.6℃,神志清,腹部明显膨隆,可见轻度静脉曲张,双下肢凹陷性水肿。请区分以上资料中的主观资料和客观资料。

4. 某男,74 岁,因左下肢股骨颈骨折入院,给予患肢持续牵引复位。病人情绪紧张,主诉患肢疼痛。经评估后,护士应优先解决的护理问题是什么?

5. 某女,59 岁,6 个月前因中风导致下肢瘫痪在家卧床,需他人协助翻身,骶尾部无知觉。因发现骶尾部出现一直径 4.5cm,深度约 1cm 的压疮入院。护士做出"皮肤完整性受损"的护理诊断。请列出该护理诊断的诊断依据及相关因素。

思路解析

扫一扫,测一测

08章PPT

学习目标

1. 掌握护理事故;护理差错及护理职业防护等概念。
2. 掌握护理安全防护的原则;常见护理职业损伤的防护。
3. 熟悉护理安全的影响因素;护理职业损伤的危险因素。
4. 了解护理安全防范和职业防护的意义。

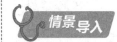

情景导入

情景描述

　　王大爷,68岁。因"风湿性心脏病6年余,伴突发性意识障碍2小时"于某日(周六)被抬送入院,做相关检查后诊断为"风湿性心脏病伴脑栓塞"。部分医嘱为鼻饲流质饮食,间断低流量吸氧。住院后第2日17:10新上岗的护士小王发现病人口唇发绀便将输氧导管与"吸氧管"连接给予吸氧。18:00护士小李为王大爷喂食时发现输氧导管误与胃管连接,立即停止输氧。当时王大爷全身发绀,腹部高度膨隆,心音低钝,血压测不到,肝浊音界消失,护士情急之下报告医生,确诊为胃破裂,马上行手术治疗。最终病人因合并多种并发症而死亡。事后护士小王紧张不安、忏悔不已。

　　请思考:

1. 针对上述情景,你认为王大爷的死亡与护士有没有直接的关系?
2. 你认为引起王大爷出现意外情况的原因有哪些?
3. 作为护理工作者应如何避免类似悲剧的发生?

　　医院是一个病原微生物、药物、放射线等不安全因素较集中的场所,护士在为病人提供护理服务的过程中,护患双方均可能受到一些不安全因素的影响。而护理安全是医院安全的重要组成部分,主要包括病人安全和护士职业安全。因此,护士应不断强化其执业的安全防护意识,掌握控制和消除不安全因素,以保障病人和自身的健康与生命安全。

第一节　护理安全防范

　　医院是以病人为服务对象的特殊工作场所,由于病人所患疾病的复杂性、多样性、不确定性以及部分诊疗、护理技术会对人体产生有害影响,使健康处于弱势的病人和长期工作在这一环境中的护士有可能受到生物、物理、化学、心理或社会等不安全因素的影响。因此,护士应通过采取必要的防范措施实现对病人和自身的防护,有效规避危险因素,保障病人安全和自身职业安全。

一、概述

(一)概念

1. 护理差错(nursing errors)是指在护理工作中,由于护士的过失,造成病人身心痛苦或延长治疗时间但未造成人身损害的严重后果或构成事故。

2. 护理事故(nursing accident)是指护理工作过程中,由于护士的过失,直接造成病人死亡、残疾、器官组织损伤,导致功能障碍或造成严重人身损害的其他后果。

3. 护理安全(nursing safety)有狭义和广义之分,狭义是指病人在接受护理过程中,不发生法律和规章制度允许范围以外的心理、机体结构或功能上的损害、障碍、缺陷或死亡。从广义角度和现代护理管理的发展看,护理安全还包括护士的职业安全,即护理活动过程中病人及护士不发生允许范围和限度以外不良因素的影响和损害。

(二)护理安全防范的意义

在护理活动中有预见性地采取科学、有效的护理安全防范措施,既保障病人的安全,又保障护士的职业安全,其对保证护理质量,维护医院正常工作秩序和社会治安起到至关重要的作用。

1. 有利于提高护理工作质量　护理安全是医院护理质量的核心,与护理质量密切相关。护理安全措施的落实可以减少护理差错、护理事故的发生,提高病人治疗和护理的效果,缩短其住院时间,赢得其对护理工作的认可和信赖,有利于提高护理质量。

2. 有利于创造和谐的医疗环境　保障护理安全,提高护理质量,是创造和谐医疗环境的重要条件,而和谐的医疗环境,护患关系良好,医院工作秩序稳定,能够促进医院医疗护理水平的提高,保障病人及医护人员的健康,形成双赢的良好局面。

3. 有利于保护护士的自身安全　护士职业安全是保证病人安全的前提,护理安全的双重内涵也意味着安全防范包括病人和护士。所以,护理安全措施的有效实施,不仅保障了病人的安全,还可以使护士减少职业暴露的机会,避免职业损伤,保护自身安全。

二、护理安全的影响因素

(一)人员因素

1. 病人因素　病人由于各种患病原因致使其身体虚弱、活动受限、自控能力下降而易摔伤;感知觉及意识的障碍或疾病的痛苦状态使其躁动不安、失去自控能力而易跌倒或烫伤;免疫力低下使其易发生感染;心理压力过大使其注意力不集中而无法预警危险因素,也易发生伤害。此外,由于病人认知程度的不足导致遵医行为不良,如自行调节输液速度、氧流量等,也会带来安全隐患。

2. 医务人员因素　医务人员的综合素质及人力配备情况直接影响着护理安全,其中主要是护士,表现为护士责任心不强,法律意识淡薄,不认真遵守和执行各项规章制度及操作规程;服务理念欠缺,沟通不到位,使病人在接受治疗护理过程中配合技巧及遵医行为受到影响;业务素质较差不能满足临床护理新技术、新业务开展的需求,在抢救过程中操作不娴熟,难以保证抢救效果;人力配备不足、工作强度较大,使其经常处于高度紧张和力不从心的工作状态,又缺乏自我防护意识,进而有可能给病人及自身职业带来安全隐患。

(二)物质因素

护理设备是完成护理任务的重要工具,是保障病人安全的基本要求。器械设备的性能是否完好,质量是否过关,数量是否充足,均会影响护理工作的正常开展及救治工作的时效。如果仪器设备存在安全隐患,则会导致护理工作中技术方面风险加大,影响护理安全。

(三)环境因素

医院的基础设施及布局不当也存在潜在的不安全因素,如警示标志缺失、地面过滑导致跌倒;指示标志不明显、布局不当,延长病人就诊时间;床旁无床档造成坠床;非无菌区和无菌区未严格分开,导致院内交叉感染进而影响护理安全。

(四)诊疗因素

为了促进病人康复,需要根据病人的病情采取一系列的检查和治疗,然而有些诊疗手段,如侵入性的检查和治疗、放射性的检查和治疗、外科手术等在协助诊断和治疗疾病的同时可能造成潜在的感染及组织的损伤等。

（五）管理因素

护理管理制度不完善、质量监控不力及业务培训不到位是造成护理不安全的重要因素。若管理者对潜在的不安全因素缺乏预见性或重视不够，导致管理制度不健全，监控不得力，忽视对护士的业务培训及未配备充足的人力资源，进而可能影响护士的职业态度，使护理安全受到极大的威胁。

医院临床一线的护理工作者必须高度重视护理安全的防范，工作中警觉地识别各种不安全因素，有效规避不安全行为，为病人、家属及自己创造安全的休养或工作环境。

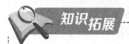

国际护士会关于病人安全的声明

国际护士会相信，各国护士及其护士协会（护理学会）有责任：

1. 将潜在的临床风险告知病人及其家属。
2. 向卫生行政监管机构报告临床不良事件。
3. 在健康服务的安全与品质评估过程中担当积极的角色。
4. 改良我们与病人及其他健康服务人员之间的沟通。
5. 为充足的护士编制水平而游说。
6. 支持增进病人安全的各项措施。
7. 为了最大程度减少临床失误，呼吁推广标准化治疗政策和治疗方案。
8. 同药剂师、医师及其他相关专业组织进行协调，改良药物的包装及标识。
9. 促进感染控制项目的全面性、严谨性和彻底性。
10. 配合全国汇报系统，记录和分析临床不良事件，从中吸取经验教训。
11. 建立有关机制，如通过认证来确认和弘扬可作为病人安全优良标准的健康服务提供者的个人特质。

三、护理安全的防范原则

（一）完善组织管理体系

医院应成立专门的护理安全管理机构，实施三级管理，即医院护理安全管理委员会、护理安全管理办公室、科室护理安全管理小组，分别承担具体的护理安全管理工作，形成层层把关、环环相扣的护理安全管理体系。

（二）健全各项规章制度

1. 建立健全护理安全管理的各项规章制度，如职业防护管理制度、职业暴露上报制度、消毒制度、隔离制度、医疗废物处理制度等，并严格遵守执行，切实提高护理服务的安全性和有效性。

2. 根据护理行业标准，制订各种操作规程，如预防锐器伤操作规程、预防化学性损伤操作规程、预防生物性损伤操作规程等，使护理安全防范做到有章可循、依章办事，从而减少和避免护理不安全事件的发生。

（三）强化职业安全教育

1. 加强护士职业安全教育，树立全员安全理念，使护士从思想上、行动上重视职业防护，树立预防为主的安全防范意识。把职业安全教育纳入到在校教育与毕业后教育中，并给予考核评定，使之成为长效机制，保证教育效果。

2. 定期开展护理安全方面的法律培训，聘请专业的法律顾问给予指导，如学习医疗事故处理条例、组织护理安全主题交流会等，通过交流与学习，提高法律意识，维护护患双方的合法权益。

3. 加强专业培训，有计划地为护士提供和创造新知识、新技能等培训机会，做到培训人人参加，人人合格。鼓励护士专业培训与自学提高相结合,不断提高自身的专业素质和业务水平,增强职业防护能力,从而提高护理质量。

（四）优化职场安全环境

1. 医院管理者应充分认识到护士职业暴露的危害,创造安全健康的工作环境,改进护理防护设备使之与国际标准接轨,如配备生物安全柜、层流手术室、安全注射装置等。另外重视护士的个人保健,定期进行健康体检和免疫接种。

2. 医院各部门的建筑设置科学、合理,如传染科病区应分别设有病人通道和工作人员通道,避免交叉感染;存在安全隐患的特殊场所应有醒目的警示标识,如水房应有防滑、防烫标识。

3. 加强护患沟通,做好健康教育,建立良好的护患关系,提高病人的依从性。另外,和谐的人际环境也有利于护患双方心理健康,避免心理-社会性损伤的发生。

（五）制订护理安全应急预案

1. 坚持以预防为主,在重视常规监控的基础上,关键环节重点监控,消除护理安全隐患,做到早识别、早处理,杜绝一切事故的发生。

2. 医院各科室应制订科学规范的护理安全处理应急预案,护理管理者要重视对护士的专业训练,遇有应急事件发生时,护士应依据科学流程,操作娴熟,有效抢救。

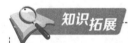

患者十大安全目标（2017 版）

中国医学协会

目标一　正确识别患者身份。

目标二　强化手术安全核查。

目标三　确保用药安全。

目标四　减少医院相关性感染。

目标五　落实临床"危急值"管理制度。

目标六　加强医务人员有效沟通。

目标七　防范与减少意外伤害。

目标八　鼓励患者参与患者安全。

目标九　主动报告患者安全事件。

目标十　加强医学装备及信息系统安全管理。

第二节　护理职业防护

随着护理功能的转变,护理新技术、新业务不断开展和应用,护理工作的主体—护士,承担着为病人提供协助诊治及护理的诸多任务,在此过程中护士可能会受到许多职业性危险因素的损害。因此,护士应具备能识别临床护理中各种职业性危险因素及防范和处理职业损伤的能力,以维护自身职业安全。

一、概述

（一）概念

1. 护理职业暴露（nursing occupational exposure）是指护士在工作过程中,接触有毒、有害物质或病原微生物,以及受到心理-社会因素的影响而有可能损害健康或危及生命的一种状态。

2. 护理职业风险（nursing occupational risk）指存在于医疗机构内部可能导致护士和病人造成的各种损失和伤害的不确定性因素。

3. 护理职业防护（nursing occupational protection）是指护士在工作过程中采取有效措施,以保护自身免受职业暴露中的危险因素的侵袭或将所受伤害降到最低程度。

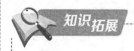

美国护理职业防护

　　1981 年,世界首次报道医护人员因职业原因感染人类免疫缺陷病毒(HIV)。此后,医护人员的职业暴露及防护逐渐受到世界各界的普遍关注。美国职业安全防护走在世界前沿。20 世纪 80 年代中期,美国职业健康安全管理局(Occupational Safety and Health Administration,OSHA)先后制订了许多职业防护法规,如普及性预防、抗肿瘤药物使用法规等。1991 年,美国职业安全卫生研究所(National Institute for Occupational Safety and Health,NIOSH)建立了血液暴露防治通报网络系统,要求医院必须上报医务人员血液暴露及针刺伤发生的情况,还制订了针刺伤发生后的处理流程,以达到对职业暴露、职业安全的控制与管理。1996 年美国疾病预防控制中心(Centers for Disease Control and Prevention,CDC)提出标准预防(standard precaution)。1998 年美国召开了首届"护士健康与安全"国际大会,会议的口号是"为了关爱病人,我们应首先关爱自己"。2001 年,美国通过了针刺安全及防护法案,把医护人员的职业安全问题提高到法律高度,要求所有医疗单位使用安全医疗装置以防止锐器伤害。此外,美国职业保健护士协会(American Association of Occupational Health for Nurses,AAOHN)也致力于护士的职业安全与健康。美国等国家已将"职业安全防护教育"和"普遍预防"策略纳入医学教育的课程中。

(二)护理职业防护的意义

　　1. 提高护士职业生命质量　护理职业防护既可以避免职业性有害因素对护士造成身体上的伤害,又可以减轻不良的心理-社会因素对其造成心理上的压力,还可以控制环境及行为不当引发的不安全因素,从而维护其健康的生活状态,提高其职业生命质量。

　　2. 科学规避护理职业风险　通过护理职业防护知识、技能的学习与培训,可以提高护士的职业防护意识,使其在工作中严格履行职业规范要求,有效控制职业性有害因素,科学规避护理职业风险。

　　3. 营造和谐安全的工作氛围　和谐安全的护理职场环境可使护士产生心理上的愉悦感及职业的安全感、认同感和自豪感,使其心理压力得到缓解、精神卫生状况得到改善,从而提高其职业的适应能力。

二、职业损伤危险因素

(一)生物因素

　　生物因素是影响护理职业安全中最常见的职业损伤危险因素。主要指护士在从事规范的诊疗、护理活动过程中意外沾染、吸入或食入的病原微生物或含有病原微生物的污染物。护理职业环境中常见的生物性有害因素有细菌、病毒、支原体等,其存在于病人的分泌物、排泄物、引流物及用过的衣物和器具中,可通过呼吸道、消化道、血液等途径感染护士。致病与否取决于病原微生物的侵袭力、毒素类型、侵入机体的数量、侵入途径及护士的免疫力。

(二)物理因素

　　在临床工作中,造成护理职业损伤常见的物理因素有锐器伤、辐射性损伤、负重伤与温度性损伤等。

　　1. 锐器伤　锐器伤是指一种由医疗锐器,如注射器针头、各种穿刺针、缝合针、手术刀等造成的伤害,伤及皮肤深部足以使受伤者出血的皮肤损伤。锐器伤是最常见的职业性有害因素之一,而感染锐器的伤害易引起血源性传播疾病,其中最为常见、危害最大的是乙型肝炎、丙型肝炎及艾滋病,此外,破碎的玻璃及安瓿也可造成意外伤害,进而给护士造成身体及心理上的伤害,产生职业的焦虑与恐惧。

　　2. 辐射性损伤　从事放射诊断和治疗或接触紫外线、激光等放射性物质的护士若在工作过程中防护不当,也会造成皮肤损伤、眼球晶状体浑浊,严重者会引起血液系统功能障碍、致癌或

0801

视频:锐器
伤发生后的
应急处理

胎儿致畸。

3. 负重伤 负重伤是指护士由于职业关系经常需要搬移重物,当身体负重过大或用力不合理时,所致的肌肉、骨骼或关节等的损伤。由于工作原因护士有时需要做较大强度的体力劳动和保持一定姿势,如搬运病人、协助病人翻身时既需做较大强度的体力劳动,又需做弯腰及扭身动作,使腰部负荷较重,若用力或弯腰姿势不当,容易引起腰肌劳损、腰椎间盘突出等病症;护士长时间站立,易引起下肢静脉曲张;手术室护士工作中较长时间处于相对固定姿势,易引起颈部肌肉肌腱疲劳,甚至颈椎病等。

4. 温度性损伤 常见的温度性损伤有热水袋、热水瓶等引起的烫伤,氧气、乙醇等易燃易爆物品引起的烧伤,烤灯、高频电刀等所引起的灼伤。

5. 噪声 来自于监护仪、呼吸机的机械声、报警声,电话声,小孩的哭闹声,病人的呻吟声等噪声,使病房的声音强度常超过了 WHO 规定的 35dB,在这样的环境中时间过久,容易引起听力及神经系统等的损害。

（三）化学因素

化学因素是指护士在从事诊疗、护理过程中以多种途径接触到的化学物质。最为常见的是接触抗肿瘤化疗药物、汞、多种化学消毒剂、麻醉废气等,护士经常接触这些物质可造成一定程度的潜在损害。

1. 化学消毒剂 经常接触且容易对护士造成损伤的化学消毒剂有甲醛、过氧乙酸、戊二醛、含氯消毒剂等。轻者可引起皮肤、眼睛、呼吸道等的刺激症状,如皮肤发痒、流泪、气喘等,严重者可造成肝、肺甚至神经系统的损害。

2. 化疗药物 长期接触化疗药物,若防护不当可通过皮肤、呼吸道、消化道等途径入侵体内造成潜在危害,可引起白细胞数量减少、流产率增高,严重者会出现致癌、致畸、致基因突变等损害。

3. 汞 护理操作中使用汞式血压计、汞式体温计及水温计时,若不慎有汞漏出却处理不当时,汞可对人体产生神经毒性和肾毒性作用,对人体造成不同程度的损害。

4. 麻醉废气 吸入性麻醉药可以污染手术室空气,若室内排污设备不完善,短时间接触可引起头痛、头晕、注意力下降,长期接触可导致麻醉废气在体内蓄积造成慢性中毒、导致遗传与生育功能等受到影响。

（四）心理-社会因素

某些医院存在护士与病床比例明显不足的问题,随着护士的角色功能呈现多元化,使其常处于超负荷的工作状态;护士常面对病人的痛苦与死亡等情景的负性刺激;突发的抢救情景、担心差错、医患纠纷时潜在的暴力损害等对其造成职业紧张;自身再教育的需求与繁忙的工作形成的冲突;人们观念的差异,社会上存在某些对护理工作的偏见等,均可引起护士产生各种职业心理问题,影响护士的身心健康。

三、常见护理职业损伤的防护

（一）生物性损伤的防护

1. 切断传播途径,执行标准预防

（1）洗手:接触每个病人前后及脱手套后,尤其在接触血液、体液、排泄物及污染物后,必须洗手。

（2）戴手套:当接触血液、体液、排泄物、破损的皮肤或黏膜、行体腔及血管的侵入性操作、处理被污染的物品和锐器时均应戴手套;若手有破损还需接触病人的血液及体液的操作时,必须戴双层手套。

（3）戴口罩、护目镜或呼吸防护器:操作中,若病人的体液、血液、分泌物等可能飞溅到医护人员的眼、口、鼻时,应戴具有防渗透性能的口罩、护目镜。若为呼吸道传播的甲类传染病病人进行气管切开等有创操作时,操作者还应戴全面型呼吸防护器。

（4）穿隔离衣:身体可能被病人的血液、体液、分泌物等污染时应穿隔离衣,必要时穿鞋套。

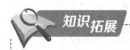

标　准　预　防

为了进行职业防护,1996年美国疾病预防控制中心(Centers for Disease Control and Prevention, CDC)提出标准预防,我国于2000年12月下发的《医院感染管理规范(试行)》启用了这项隔离预防指南,推广和强化"标准预防"。

标准预防:即认定所有病人的血液、体液、排泄物及分泌物等都具有潜在的传染性,接触时均应采取防护措施,以防止血源性传播疾病和非血源性传播疾病的传播。

标准预防有3个基本内容。

1. 隔离对象　视所有病人的血液、体液、分泌物、排泄物及其被污染的物品等都具有传染性。

2. 防护　坚持对病人和医务人员共同负责的原则,强调双向防护,防止疾病双向传播。

3. 隔离措施　根据疾病的主要传播途径,采取相应的隔离措施,包括接触隔离、空气隔离和微粒隔离等,其重点是洗手和洗手的时机。

标准预防技术包括洗手、戴手套、穿隔离衣、戴护目镜和面罩等通过采取综合性防护措施,减少受感染的机会。

2. 规范处理医疗废物及排泄物

(1) 分类收集:医疗废物采取分类收集原则,按照类别分别置于防渗漏、防锐器穿透的专用包装物或者密闭的容器内,且外面有明显的警示标识和警示说明,注明医疗废物产生单位,产生日期,类别等。

(2) 规范盛装:包装物或容器内盛装医疗废物达到3/4时,应当使用有效的封口方式,使封口紧实、严密。放入包装物或容器内的感染性废物、病理性废物、损伤性废物不得取出。

(3) 专人管理:医疗废物由接受过相关法律和安全防护技术等知识培训的专门管理人员管理,按规定穿工作服,戴口罩、帽子及橡胶手套进行医疗废物的收集、运送并分类处理。

(4) 规范排污:排泄物、分泌物等污物倒入专用密闭容器内经消毒后方可排入下水道或污水池。

3. 定期进行健康体检和免疫接种　建立护士健康档案定期健康体检,如护士乙肝表面抗原及抗体阴性则须接种乙肝疫苗,接种后3个月检测是否产生抗体,抗体阴性者予以加强免疫,以增强其抵抗力。

（二）物理性损伤的防护

1. 锐器伤的防护　锐器伤防护的主要原则是加强职业防护教育,规范操作,提高防护意识,完善防护措施。

(1) 加强安全教育:管理者重视对护士职业防护的培训,建立预防锐器伤制度,加强新护士上岗前的职业防护教育,使之认识到锐器伤的危害,提高自我防护意识,自觉采取防护措施,确保职业安全。

(2) 纠正危险行为:在使用和处理锐器时应严格执行操作规程,纠正危险行为。①抽吸药液后立即用单手(禁止双手)回套针帽。②掰开安瓿制剂时应垫无菌纱布。③传递手术器械(如刀、剪、针等)时,可用小托盘传递(避免直接传递)。④静脉加药时去除针头,通过三通管加入。⑤禁止双手分离污染的注射器和针头。⑥使用后的锐器直接投入符合国际标准的锐器盒内,封好的锐器盒需有醒目的标识,不得与其他医疗废物混放。⑦禁止直接接触医疗垃圾。

(3) 创造安全环境:①使用具有安全装置的医疗器具,如采用安全采血器与采血针头(图8-1),一次性无针头输液管路等无针连接系统,一次性防针刺伤注射器(图8-2)等,尽量避免工作中的损伤。②实行弹性排班,在治疗高峰期保证护理人力配备,减轻护士工作压力。③为不配合的病人注射时,如昏迷躁动病人、患儿,应有助手协助。④建立医疗锐器处理流程。⑤建立护士健康档案,定期体检,并接种相应的疫苗。⑥建立损伤后及时上报制度,按规程治疗处理,并追踪伤者的健康状况。

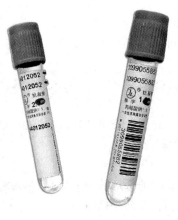
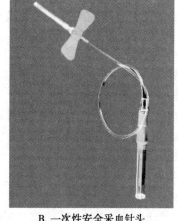

A. 安全采血器　　　　　　　　B. 一次性安全采血针头

图 8-1　安全采血器与采血针头

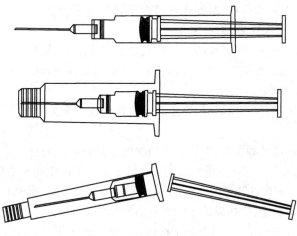

图 8-2　防针刺伤注射器

2. 锐器伤发生后的应急处理

（1）保持镇静，戴手套者按规程脱去手套。

（2）立即捏住伤口近心端，向远心端挤出损伤处的血液，禁止进行伤口的局部挤压。

（3）用肥皂水清洗伤口，并用流动的自来水反复冲洗伤口，黏膜处用生理盐水反复冲洗，再用 75% 乙醇、2% 碘酊或 0.5% 碘伏消毒伤口，待干后贴上无菌敷贴。

（4）填写锐器伤登记表，及时上报相关部门领导及医院感染科。

（5）立即抽血做相关病毒血清学检查，确定是否存在感染，必要时注射疫苗和免疫球蛋白，并随访观察。①乙肝职业暴露后：受伤护士若乙肝表面抗体阳性，且以前接种过乙肝疫苗，可进行复查，不做特殊处理；若乙肝表面抗体阴性，或未接种过乙肝疫苗，在伤后 24 小时内、第 1、6 个月注射乙肝疫苗，注射第一针疫苗的同时注射乙肝免疫球蛋白，第 3、6、12 个月随访监测。②丙肝职业暴露后：若受伤护士丙肝表面抗体阴性，在受伤当天、第 3 周、第 3、6 个月随访监测。③艾滋病职业暴露后：若受伤护士 HIV 抗体阴性，经专家评估后立即在 4 小时内，最迟不超过 24 小时预防性用药，即使超过 24 小时也应预防性用药，且在受伤当天及第 4、8、12 周及第 6 个月进行 HIV 抗体检测，医学观察 1 年。

3. 负重伤的防护

（1）加强身体锻炼：通过健美操、广播操、瑜伽、太极拳等方式坚持锻炼，以提高组织的柔韧性，关节的灵活性，改善局部的血液循环，预防椎间盘的退变及下肢静脉的曲张。

（2）保持正确的工作姿势：站位或坐位时，保持腰椎伸直，避免过度屈曲造成腰部韧带劳损。弯腰搬重物时，伸直腰部，双脚分开，屈髋下蹲，后髋及膝部用力，挺腰搬起重物。站立时，双下肢轮流支撑身体重量，适当踮脚，促进小腿肌肉的收缩及静脉血的回流。工作间隙期适当变换体位或姿势，如

视频：安全型留置针的操作方法

视频：针刺伤的应急预案

笔记

117

尽量抬高下肢或锻炼下肢,促进血液回流。

（3）使用劳动保护用品:工作时间护士佩戴腰围以加强腰部的稳定性,休息时解下,避免造成腰肌萎缩。协助重病人翻身时适当采用合适的辅助器材,如过床易等,减轻工作负荷。穿软底鞋、弹力袜可促进下肢血的回流。

（4）养成良好的生活习惯:选用硬度和厚度适宜的床垫。均衡营养,多摄取富含维生素 B 和维生素 E 的食物,以营养神经、改善血液循环。

（5）避免过重的工作负荷:在工作中合理排班,实施弹性排班和轮班的方法,避免护士工作强度过大、一次性工作时间过长加重身体负荷,减轻护士的职业压力。

（三）化学性损伤的防护

1. 化学消毒剂的防护　护士在护理实践中会有化学消毒剂的职业暴露,尤其对化学消毒剂接触频率高、时间长、剂量大时会造成慢性中毒甚至致癌,其主要防护措施如下:

（1）重视防护意识教育:应强化防护教育与防护措施的落实,依临床需要选择合适的培训内容、培训方式,制订合理的防护措施,使护士充分认识到非规范接触化学消毒剂造成的职业危害,提高自我防护能力。

（2）严格执行操作规程:操作前,掌握化学消毒剂的性能、操作规程及注意事项;操作中,严格执行操作规程,采取防护措施;操作后,妥善保管。

（3）创造安全职业环境:完善医疗设备、防护设施及监测系统,如易挥发且有毒性作用的化学消毒剂应严格密闭保存,使用场所应具备空气交换系统,工作人员应戴口罩、橡胶手套、护目镜等防护用品,最大限度地避免直接接触。

2. 化疗药物损伤的防护　化疗药物损伤是护理工作中较为常见的化学性损伤,其防护的主要措施如下。

（1）提供安全的防护用品和设备:配制化疗药物时应具备如下条件。①建立专门的静脉药物配制中心,并配备空气净化装置。②配备垂直层流装置的Ⅱ级或Ⅲ级生物安全柜,防止有毒气体的溢出和再循环。③操作台覆盖一次性防渗透的防护垫,以吸附溅出的药液,减少工作台面的污染。

（2）配备专业的化疗护士:应加强护士的职业防护培训。①执行化疗的护士需经过专门的职业训练,增强职业防护意识,并主动实施各种防护措施。②化疗护士应加强身体锻炼,每隔 6 个月应检查肝功能、血常规及免疫功能等,发现问题及时调离并治疗。③护士怀孕、哺乳期间避免接触化疗药物,以免发生胎儿畸形、流产、影响乳儿发育等。

视频:化疗
药物配制流
程

（3）遵守化疗药物配制规程:接触化疗药物的护士应做到下列措施。①配药前洗手,主动佩戴各种防护用具。②掰安瓿前轻弹其颈部,使药物降至瓶底,打开安瓿时垫无菌纱布,避免药液、药粉飞溅并防止划破手套。③溶解药物时,溶媒应沿瓶壁缓慢注入瓶底;稀释及抽取瓶装药物时,应插入双针头以排除瓶内压力,防止针头脱出造成污染。④抽取药液后,先在瓶内排气再拔针;化疗药物加入瓶装液体后抽尽瓶内空气,以免瓶内压力过大药液溢于空气中。⑤抽取药物的剂量以不超过注射器容量的 3/4 为宜。⑥操作完毕后脱去所有防护用具,严格彻底冲洗双手并沐浴,以减少药物的毒性作用。

（4）执行化疗药物给药要求:护士在实施化疗药物的给药过程中应注意下列事项。①给药时应戴一次性口罩、双层手套、护目镜等。②静脉输液给药装置不使用带有排气孔的输液器,必须使用时应在排气孔处固定纱布,以吸收漏出的药液。③确保注射器、输液器接头处连接紧密,防止药液外漏。④排气时,备好无菌酒精棉片或棉球并放在针头周围避免药液外流。⑤从茂菲滴管加药时,先将无菌纱布包裹在滴管开口处再加药,速度不宜过快,以免药液自管口溢出。

（5）规范处理化疗药物污染:为防止化疗药物的污染扩散应做到下列措施。①化疗药物外溅后立即标明污染范围,避免其他人员接触。②若药液溢到桌面或地上,应用纱布吸附药液;若为药粉则用湿纱布擦抹,防止药物粉尘飞扬;配药后均应拖地面。③如不慎将药液溅到皮肤或眼睛里,应立即用肥皂水或等渗洁眼液彻底冲洗;若不慎溅到工作服上,要立即更换。

（6）妥善处置污染废弃物:污染物品的处理要求包括下列条件。①接触过化疗药物的废安瓿、小瓶、一次性注射器、输液器等要放置在有特别标记的密封的防漏、防刺破的容器中,由专人及时焚烧处理,避免污染空气。②所有污染物,一次性物品必须焚化处理,非一次性物品要与其他物品分装、标记,高温处理。③处理48小时内接受过化疗病人的分泌物、排泄物、血液等时,必须穿隔离衣、戴手套,避免污染。④混有化疗药物的污水,应在医院污水处理系统中专门处理后才可排入城市污水系统。

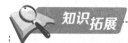

静脉用药调配中心

静脉用药调配中心(Pharmacy Intravenous Admixture Services,PIVAS)是指在符合国际标准、依据药物特性设计的操作环境下,经过药师审核的处方由受过专门培训的药技人员严格按照标准操作程序进行全静脉营养、细胞毒性药物和抗生素等静脉药物的配制,为临床提供优质的产品和药学服务的机构。1969年,世界上第一所PIVAS建立于美国俄亥俄州州立大学医院。随后,世界各国的医院纷纷建立起自己的PIVAS。PIVAS的建立可以规范药液配制,确保药品质量和输液安全;便于药品管理,减少浪费;极大减轻病房护士的工作量,护士有更多时间有效地开展整体护理;有效地防护护士配制细胞毒性药物引起的职业暴露;提高用药安全性和工作效率等。

视频:静脉用药调配中心

3. 汞泄漏的防护 汞泄漏后常温中即有蒸发,如1支体温计被打碎后,外漏的汞全部蒸发,可使 $15m^2$ 房间的空气汞浓度达 $22.2mg/m^3$,远超过国家标准规定的室内空气汞的最大允许浓度 $0.01mg/m^3$,超过 $10\sim16mg/m^3$,即可危及人体健康。若处理不当,可通过呼吸道、皮肤或消化道等不同途径侵入人体,对人体健康造成极大危害,其防护措施主要如下。

(1) 加强对汞泄漏的应急管理:建立汞泄漏化学污染的应急处理预案,规范汞泄漏的处理,科室配备汞泄漏处理包(内有硫磺粉、三氯化铁、专用收集汞的密闭容器、小毛笔等)。有条件者,使用电子体温计、电子血压计。

(2) 提高对汞泄漏危害的认识:加强培训学习,提高护士对汞泄漏的致毒途径、危害的认识,强化防范意识,提高对汞泄漏的处理能力。

(3) 规范使用含汞仪器:

1) 规范使用血压计:①使用汞式血压计前,先确定汞槽开关关闭,玻璃管有无裂缝、破损。②使用过程中,血压计放置平稳,勿倒置,用毕,使汞液全部归至汞槽再关闭开关。③每半年检测一次血压计,有故障及时送修。

2) 规范使用体温计:①为了便于观察和清理泄漏的汞,体温计应放在固定位置的容器里,容器内壁应光滑无缝,垫多层塑料膜。②使用体温计前,需先检查有无裂缝、破损。③使用体温计时要轻拿轻放,勿碰硬物,以免损坏。测量体温时详细告知病人使用体温计的注意事项及汞泄漏的危害,测毕及时收回。④禁止将体温计放于热水中清洗或煮沸,以免爆炸。⑤有条件的医院应尽可能不选用汞式体温计测量口温、肛温。

(4) 正确处理汞泄漏:

1) 加强易暴露人员的管理:若发生汞泄漏,暴露人员尽快转移至室外,若有皮肤接触,立即用水清洗。关闭室内所有加热装置,开窗通风。

2) 收集汞滴:穿戴防护口罩、乳胶手套、防护围裙或防护服、鞋套,用一次性注射器抽吸汞滴或用硬纸片卷成筒状收集汞滴,放入盛有少量水的容器内,密封并注明"废弃汞"等标识,送往专管部门处理。

3) 处理散落的汞滴:散落的汞滴,用适量硫磺粉覆盖3小时,两者发生反应生成无毒、难溶于水的硫化汞。或用毛笔蘸三氯化铁溶液(10ml水中加20%三氯化铁5~6g)在汞残留处涂刷,可生成汞和铁的合金,消除汞污染。

4) 处理汞污染的房间:关闭门窗,按碘 $0.1g/m^3$ 加乙醇点燃熏蒸或用碘 $0.1g/m^3$ 撒地面8~12小时,使挥发的碘与空气中的汞生成不易挥发的碘化汞,以减低空气中汞的浓度,结束后开窗通风。

4. 麻醉废气的防护 护士长期接触可导致麻醉废气在体内蓄积造成慢性氟化物中毒、器官毒性及遗传与生育功能等受到影响,其防护措施如下。

(1) 降低麻醉废气的污染:防止麻醉废气泄漏,选用密闭性能好的麻醉机并进行定期检测。采用

视频:化学性损伤的防护

紧闭循环和低流量技术麻醉,选用密闭度适宜的麻醉面罩,规范操作常规等。

（2）建立完备的排放系统:将麻醉机的废气连接管道排放至室外,改善手术室的通风条件。

（3）加强工作人员的自身防护:实施手术室工作岗位的轮换制度,提高手术室的工作效率,减少工作人员在麻醉废气污染间的滞留时间。孕妇和哺乳期女性尽量不安排进手术间工作。

（四）心理-社会性损伤的防护

心理-社会性损伤会导致护士出现各种职业心理卫生问题,进而影响其正常的护理工作,其防护的主要措施如下。

1. 构建良好的工作环境 管理者应增加与护士的交流沟通,了解其身心状况并适时干预,减轻其工作疲惫感。创造无责备、非惩罚的文化氛围,适时为护士提供深造机会,并给优秀者以奖励和表彰,激发其工作热情,增强职业价值感。定期组织娱乐活动,营造和谐、良好的人际关系,缓解工作压力。

2. 提高自身的综合素质 定期组织护士进行新知识、新技能的培训,自身不断进取,提高综合素质,减轻因知识技术更新所带来的心理压力,并得到社会的尊重和认可。

3. 树立健康积极的生活观 护士应注意合理饮食、劳逸结合、加强锻炼,保持乐观情绪。学会自我调适,如换位思考、准确定位等,积极应对不良的心理-社会因素所致的危害,必要时积极寻求专业帮助和争取社会支持。

（高欢玲 黄求进）

思考题

1. 和同学讨论一下护理工作中影响护理安全的因素有哪些?

2. 护理安全防范无小事,你是如何认识这个问题的?

3. 举例说明引起护理职业损伤的常见物理因素。

4. 实习护士小敏在收回体温计时,不慎将体温计落地打碎。小敏把打碎的玻璃渣屑与汞珠清扫并倒入医用垃圾箱内,她的做法正确吗? 该如何处理?

5. 手术室的年轻护士小杨,在手术台上传递器械时不慎被刀片划破手指,稍有出血,由于手术正在进行,简单用碘伏棉球消毒伤口、更换手套后继续手术。术后查阅病历,发现该手术病人是乙型肝炎病人。根据上述案例,请分析小杨被划伤后应如何正确处理。

思路解析

扫一扫,测一测

笔记

中英文名词对照索引

B

北美护理诊断协会　North American Nursing Diagnosis Association,NANDA ⋯⋯⋯⋯⋯⋯ 98
毕达哥拉斯　Pythagoras ⋯⋯⋯⋯⋯⋯⋯⋯ 16
变异　variance ⋯⋯⋯⋯⋯⋯⋯⋯⋯⋯⋯⋯ 92
病人角色　patient role ⋯⋯⋯⋯⋯⋯⋯⋯ 37
病因　etiology,E ⋯⋯⋯⋯⋯⋯⋯⋯⋯⋯ 101
部分补偿护理系统　partly compensatory nursing system ⋯⋯⋯⋯⋯⋯⋯⋯⋯⋯⋯⋯⋯⋯ 70

C

沉默　silence ⋯⋯⋯⋯⋯⋯⋯⋯⋯⋯⋯⋯ 66
成长　growth ⋯⋯⋯⋯⋯⋯⋯⋯⋯⋯⋯⋯ 58
成熟　maturation ⋯⋯⋯⋯⋯⋯⋯⋯⋯⋯ 58
触摸　touch ⋯⋯⋯⋯⋯⋯⋯⋯⋯⋯⋯ 64,66
词汇　vocabulary ⋯⋯⋯⋯⋯⋯⋯⋯⋯⋯ 64
刺激　stimuli ⋯⋯⋯⋯⋯⋯⋯⋯⋯⋯⋯⋯ 71
促进健康的行为　health promoted behavior ⋯⋯⋯⋯ 27

D

道德健康　morals health ⋯⋯⋯⋯⋯⋯⋯ 16
抵抗线　lines of resistance ⋯⋯⋯⋯⋯⋯ 74

E

恩培多克勒　Empedocles ⋯⋯⋯⋯⋯⋯⋯ 16
二级预防　secondary prevention ⋯⋯⋯⋯ 24,75

F

发展　development ⋯⋯⋯⋯⋯⋯⋯⋯⋯⋯ 58
反馈　feedback ⋯⋯⋯⋯⋯⋯⋯⋯⋯⋯⋯ 63
反映　reflection ⋯⋯⋯⋯⋯⋯⋯⋯⋯⋯⋯ 66
非语言性沟通　nonverbal communication ⋯ 64
分享性沟通　sharing communication ⋯⋯ 63
弗吉尼亚·韩德森　Virginia Henderson ⋯ 13

G

高级执业护士　nurse practitioner,NP ⋯⋯⋯ 6
个人距离　personal distance ⋯⋯⋯⋯⋯⋯ 65
个体内应激源　intrapersonal stressor ⋯⋯ 74
个体外应激源　extra-personal stressor ⋯ 74
个体系统　client system ⋯⋯⋯⋯⋯⋯⋯ 74
公众距离　public distance ⋯⋯⋯⋯⋯⋯ 65
共鸣性沟通　resonance communication ⋯ 63
沟通　communication ⋯⋯⋯⋯⋯⋯⋯⋯ 63
沟通背景　communication context ⋯⋯⋯ 63
关怀　care ⋯⋯⋯⋯⋯⋯⋯⋯⋯⋯⋯⋯⋯ 76
国际护士会　International Council of Nurses,ICN ⋯ 6

H

合作性问题　collaborative problem ⋯⋯⋯ 101
核实　verification ⋯⋯⋯⋯⋯⋯⋯⋯⋯⋯ 66
互相依赖　inter-dependence ⋯⋯⋯⋯⋯⋯ 72
护患关系　nurse-patient relationship ⋯⋯ 43
护理安全　nursing safety ⋯⋯⋯⋯⋯⋯ 111
护理差错　nursing errors ⋯⋯⋯⋯⋯⋯ 111
护理措施　nursing intervention ⋯⋯⋯⋯ 103
护理计划　nursing planning ⋯⋯⋯⋯⋯⋯ 95
护理教育者　nurse educator ⋯⋯⋯⋯⋯⋯ 41
护理麻醉师　certified registered nurse anesthetists, CRNA ⋯⋯⋯⋯⋯⋯⋯⋯⋯⋯⋯⋯⋯⋯⋯ 41
护理评估　nursing assessment ⋯⋯⋯⋯⋯ 95
护理评价　nursing evaluation ⋯⋯⋯⋯⋯ 95
护理实施　nursing implementation ⋯⋯⋯ 95
护理事故　nursing accident ⋯⋯⋯⋯⋯ 111
护理系统理论　theory of nursing system ⋯ 69
护理学　nursing ⋯⋯⋯⋯⋯⋯⋯⋯⋯⋯⋯⋯ 1
护理诊断　nursing diagnosis ⋯⋯⋯⋯⋯⋯ 95
护理职业暴露　nursing occupational exposure ⋯ 113
护理职业防护　nursing occupational protection ⋯ 113
护理职业风险　nursing occupational risk ⋯ 113
护士行政管理者　nurse administrator ⋯⋯ 41
环境　environment ⋯⋯⋯⋯⋯⋯⋯⋯⋯⋯ 13
环境因素　environmental factors ⋯⋯⋯⋯ 18

J

基本结构　basic structure ……………………… 74
基本条件因素　general conditions factors …… 69
疾病的无症状现象　sub-clinical disease ……… 17
疾病影响量表　sickness impact profile, SIP … 21
疾病预防　illness prevention …………………… 24
简洁　brevity …………………………………… 64
健康　health ………………………………… 12, 16
健康保护　health protection …………………… 24
健康促进　health promotion …………………… 25
健康的护理诊断　wellness nursing diagnosis ………… 100
健康教育　health education ………………… 28, 29
角色　role ………………………………………… 36
角色功能　role function ………………………… 72
角色转换　role transition ……………………… 36
静脉用药调配中心　Pharmacy Intravenous Admixture
　　Services, PIVAS …………………………… 119
局部适应症候群　local adaptation syndrome, LAS ……… 55

K

开业护士　nurse practitioner, NP ……………… 41
控制过程　control process ……………………… 71
跨文化护理　transcultural care ………………… 77

L

理论　theory …………………………………… 48
临床护理决策　clinical nursing decision-making ……… 85
临床护理专家　clinical nurse specialist, CNS ………… 41
临床路径　clinical pathway, CP ……………… 91

M

美国护士协会　American Nurses Association, ANA …… 13
面部表情　facial expression …………………… 64
目光的接触　eye contact ……………………… 64

N

南丁格尔奖章　Nightingale Medal ……………… 4
"南丁格尔时代"　period of Nightingale ……… 3
诺丁汉健康量表　Nottingham health profile, NHP …… 21

P

评价　evaluation ……………………………… 107
评判性思维　critical thinking ………………… 83

Q

潜在并发症　potential complication, PC ……… 101
亲密距离　intimate distance …………………… 65
倾听　listenning ………………………………… 66
情感性沟通　emotional communication ……… 63
求医行为　health-seeking behavior …………… 28
全补偿护理系统　wholly compensatory nursing
　　system ……………………………………… 69
全身适应综合征　general adaptation syndrome, GAS … 55
全神贯注　cathexis ……………………………… 66

R

人际间应激源　interpersonal stressor ………… 74
认知调节　cognitive regulation ………………… 71

S

三级预防　tertiary prevention ……………… 24, 75
社会功能量表　social functioning scale ……… 21
社会健康　social health ………………………… 16
社会距离　social distance ……………………… 65
社会因素　social factors ……………………… 19
身体姿态与步态　posture and gait …………… 64
神经语言程序　neuro-linguistic programming, NLP … 67
生存质量　quality of life, QOL ………………… 20
生活方式　life style …………………………… 27
生理调节　physiological regulation …………… 71
生理功能　physiological function ……………… 72
生理健康　physical health ……………………… 16
生物因素　biological factors …………………… 17
世界卫生组织　World Health Organization, WHO …… 5
事务性沟通　transactional communication …… 63
适应　adaptation ……………………………… 54
适应方式　adaptive mode ……………………… 71
适应水平　adaptation level …………………… 71
适应性反应　adaptive reaction ………………… 72
手势　hand gestures …………………………… 64
输出　output …………………………………… 72
输入　input ……………………………………… 71
随机对照试验　randomized controlled trial, RCT …… 89

T

弹性防御线　flexible line of defense ………… 74
提问　put questions …………………………… 66
体像　body image ……………………………… 23

W

危害健康行为　health-risky behavior ·················· 27

危险的护理诊断　risk nursing diagnosis ·············· 100

文化　culture ························· 76

文化关怀　cultural care ···················· 76

问题　problem，P ························ 101

无效性反应　invalid reaction ·················· 72

X

希波克拉底　Hippocrates ···················· 16

系统　system ·························· 49

现存的护理诊断　actual nursing diagnosis ············ 100

相关性与时间性　relevance and timing ·············· 64

心理健康　mental health ···················· 16

心理因素　psychological factors ················· 18

信息　message ························· 63

信息的传递途径　message's channel ··············· 63

信息的接收者　message's receiver ··············· 63

信息发出者　message's sender ················· 63

行为与生活方式　behavior and lifestyles ············ 18

需要　need ·························· 51

循证护理　evidence-based nursing，EBN ············· 87

Y

压力　stress ·························· 54

压力源　stressor ························ 54

亚健康状态　sub-health status ················· 17

一般性沟通　general communication ··············· 63

一级预防　primary prevention ················ 24，75

一致性　congruence ······················ 79

仪表与身体外观　physical appearance ·············· 64

移情　empathy ························· 79

应激源　stressor ························ 74

幽默　humor ·························· 64

语调　intonation ························ 64

语速　pacing ························· 64

语言性沟通　verbal communication ··············· 63

Z

正常防御线　normal line of defense ··············· 74

证书　certificate ······················· 41

症状或体征　symptoms or signs，S ·············· 101

支持-教育系统　supportive-educative system ··········· 70

治疗性自理需要　therapeutic self-care demands ········· 69

专科　special areas ······················ 41

专科证书护理助产士　certified nurse-midwife，CNM ······ 41

自理　self-care ························· 69

自理理论　theory of self-care ················· 68

自理能力　self-agency ···················· 69

自理缺陷理论　theory of self-care deficit ············ 69

自我概念　self-concept ··················· 18，72

自我开放　self-disclosure ··················· 67

遵医行为　medical compliance behavior ············· 28

1. 陈明瑶,袁丽容.护理导论.北京:科学出版社,2010
2. 姜安丽,范秀珍.护理学导论.北京:人民军医出版社,2004
3. 姜安丽.护理理论.北京:人民卫生出版社,2009
4. 姜安丽.新编护理学基础.2 版.北京:人民卫生出版社,2012
5. 李小妹,冯先琼.护理学导论.4 版.北京:人民卫生出版社,2017
6. 李小妹.护理学导论.长沙:湖南科学技术出版社,2009
7. 王瑞敏.护理学导论.2 版.北京:人民卫生出版社,2012
8. 章晓幸.基础护理.北京:高等教育出版社,2012
9. 周更苏,夏立平.护理学导论.北京:人民军医出版社,2012
10. 段培蓓.护理管理学.长春:吉林科学技术出版社,2012
11. 冯先琼.护理学导论.2 版.北京:人民卫生出版社,2006
12. 胡雁,李晓玲.循证护理的理论与实践.上海:复旦大学出版社,2007
13. 李丽娟,邢爱红.护理学导论.北京:高等教育出版社,2012
14. 李小寒,尚少梅.基础护理学.5 版.北京:人民卫生出版社,2012
15. 李晓松.护理学导论.3 版.北京:人民卫生出版社,2013
16. 李晓松.护理学基础.2 版.北京:人民卫生出版社,2010
17. 吕广梅.护理学导论.南京:江苏科学技术出版社,2011
18. 尚少梅.护理学基础.北京:北京大学医学出版社,2008
19. 史先辉.护理学导论.北京:人民卫生出版社,2006
20. 汪美华,余立平.国内外护生评判性思维的研究进展.中国普通护理,2011,1(9):1766-1768
21. 王敬茹,于洁,孙保亮,等.评判性思维在护理教学中的应用及其效果研究.中华护理教育,2007,4(4):156
22. 熊蕊,秦军,陈荣凤.护理学导论.武汉:华中科技大学出版社,2011
23. 徐晖.护理学导论.郑州:郑州大学出版社,2011
24. 徐小兰.护理学基础.2 版.北京:高等教育出版社,2010
25. 徐莜萍.临床护士职业防护.上海:上海科学技术出版社,2010
26. 杨新月.护理学导论.北京:高等教育出版社,2009
27. 杨新月.护理学导论.北京:人民卫生出版社,2008
28. 姚蕴伍,吴之明.护理学基础.上海:同济大学出版社,2008
29. 甄橙.医学与护理学发展史.北京:北京大学医学出版社,2008
30. 张琳琳,王慧玲.护理学导论.北京:人民卫生出版社,2016
31. 周卫,牛杰.护理职业风险研究进展.护理研究,2010,24(3C):756-758
32. 左月燃.护理安全.北京:人民卫生出版社,2009